பேலியோ சிக்கல்கள்

உடலியல் - உணவியல் - உளவியல்

அக்கு ஹீலர் அ. உமர் பாரூக்

எதிர் வெளியீடு

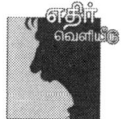

பேலியோ சிக்கல்கள்

உடலியல் - உணவியல் - உளவியல்

அக்கு ஹீலர் அ. உமர் பாரூக்

முதல் பதிப்பு: அக்டோபர் 2020

எதிர் வெளியீடு,
96, நியூ ஸ்கீம் ரோடு, பொள்ளாச்சி – 642 002
தொலைபேசி: 04259 226012, 99425 11302

விலை: ரூ. 150

Palio Sikkalkal
Udaliyal - Unaviyal - Ulaviyal
Acu Healer A. Umar Farook
Copyright © Acu Healer A. Umar Farook

First Edition: October 2020

Published by
Ethir Veliyeedu, 96, New Scheme Road, Pollachi - 642 002.
email: ethirveliyedu@gmail.com
www.ethirveliyedu.in

ISBN: 978-81-947340-7-9
Cover Design: Santhosh Narayanan
Printed at Jothy Enterprises, Chennai.

All rights reserved. No part of this book may be reprinted or reproduced or utilised in any form or by any electronic, mechanical or other means, now known or hereafter invented, including photocopying and recording, or in any information storage or retrieval system, without permission in writing from the Publisher.

சமர்ப்பணம்...
இயற்கை வழி வாழ்வியலை உலக மக்களுக்கு கொண்டு
செல்ல தன் ஆயுட்காலத்தை அர்ப்பணித்த ஆசான்
முனைவர். கோ. நம்மாழ்வார்
அவர்களின் ஈடு இணையற்ற சமூகப் பணிகளுக்காக இந்நூலை
சமர்ப்பிக்கிறேன்...!

முன்னுரை

பேலியோ டயட் – இந்த சொல்லைக் கேள்விப்பட்டு சுமார் எட்டு வருடங்கள் ஆகியிருக்கும். முழுவதும் கொழுப்பு உணவுகளாகச் சாப்பிட்டு உடல் எடையைக் குறைக்கும் உணவு முறையாகச் சொன்னார்கள்.

எனக்கு ஒரு புறம் மகிழ்ச்சியும், இன்னொருபுறம் கவலையும் ஏற்பட்டது. ஆங்கில மருத்துவமும், உணவு நிறுவனங்களும் உருவாக்கிய கொலஸ்ட்ரால் பற்றிய அச்சத்தையும், ஹார்ட் அட்டாக் – மிகை கொழுப்பு போன்ற நோய்களைப் பற்றிய அச்சத்தையும் உடைத்தெறிவதற்கு இந்த பேலியோ பயன்படப் போகிறது என்பது தான் மகிழ்ச்சிக்கான காரணம்.

அதே போல கவலைக்கான காரணமும் இல்லாமல் இல்லை. நம்முடைய நோய்களுக்கான அடிப்படைக் காரணமே நமது வாழ்க்கை முறையின் ஒழுங்கின்மையில்தான் துவங்குகிறது. எந்த உணவு முறையாக இருந்தாலும், வாழ்க்கை முறையின் தவறுகளைச் சரி செய்து கொள்ளும் போதுதான் அது முழுமையான பயனைத் தருவதாக மாறுகிறது. இன்றைய நமது உணவு முறையின் தவறுகள் என்பவை தனியானவை அல்ல. அவை வாழ்க்கை முறையில் ஏற்பட்டுள்ள தவறுகளின் ஒரு பகுதி.

அடிப்படைக் காரணியாக இருக்கும் வாழ்க்கை முறையின் தவறுகளை சரி செய்ய முயலாமல், உணவுகளை மட்டும் மாற்றி விடுவது முழு சிக்கலையும் தீர்க்குமா என்ன? ஏற்கனவே கையில் கிடைத்த உணவுகளைத் தின்று பழகியவர்களின் – கையில் இருக்கும் உணவுகளை மட்டும் மாற்றி விட்டால் சிக்கல் தீர்ந்து விடாது. அவர்கள் உண்ணும் முறையை மாற்ற வேண்டும். வாழ்க்கை முறையை சரி செய்ய வேண்டும்.

அப்படி இல்லாமல், கம்பு சுற்றத் தெரியாதவன் கையில் கத்தியைக் கொடுத்த கதையாக நமது உணவு முறை மாறி விடக்கூடாது.

ஒரு விஷயத்தை சிறிய குழு பின்பற்றும் வரை பெரிய சிக்கல்கள் எதுவும் வெளிப்படாது. அதே விஷயம் பொதுமக்கள் மத்தியில் பரவும் போது பல்வேறு கருதுகோள்களின் கலப்பும், மாறுபட்ட முறைகளும் அடிப்படையையே மாற்றி விடும் அபாயமும் உண்டு.

பேலியோ பற்றி நான் எழுதுவதற்கு காரணம் ஒன்றே ஒன்றுதான். "சிறுதானியங்களும் – அரிசியும் தான் நம் நோய்களுக்கு காரணம்" என்று சொல்லப்படும் பேலியோ கருத்தினை ஆய்வு செய்யும் தேவை இருக்கிறது. தமிழகத்தில் சிறுதானியங்கள், இயற்கை வேளாண்மை பற்றிய விழிப்புணர்வு என்பது சும்மா வந்ததில்லை. ஐயா நம்மாழ்வார் போன்ற பல நபர்களின் வாழ்நாள் அர்ப்பணிப்பினாலும், கடும் உழைப்பினாலும் கிடைத்திருக்கும் மாற்றம். இந்த விழிப்புணர்வை போகிற போக்கில் தூக்கி எறிய முயலுவதை ஏற்றுக் கொள்ள முடியாது. இதனை கவனத்தோடு ஆய்வு செய்ய வேண்டும்.

சித்த மருத்துவர்கள், உணவு ஆய்வாளர்கள், இயற்கை வேளாண்மை அறிஞர்கள் பேலியோவின் கருத்து பற்றி எழுதுவார்கள் என்று காத்திருந்தேன். இதுவரை அப்படி ஒரு எழுத்து வந்ததாக நான் அறியவில்லை. எனவே, அக்குபங்சரும், இயற்கை வாழ்வியலும் எனக்களித்த சிற்றறிவின் வழியாக பேலியோ உணவு முறையை இந்நூலின் வழி ஓரளவுக்கேனும் ஆய்வு செய்ய முயல்கிறேன்.

தொடர்ந்து வாசித்து, எழுத தூண்டிக் கொண்டிருக்கும் ஆயிரக்கணக்கான வாசகர்களுக்கும், மருத்துவப் பணியில் இணைந்து நிற்கும் அக்கு ஹீலர்களுக்கும் என் அன்பும், நன்றியும்.

அக்கு ஹீலர்.அ.உமர் பாரூக்
healerumar@gmail.com

பொருளடக்கம்

1. உணவெனப்படுவது ... — 09
2. என்ன சொல்கிறது பேலியோ டயட்? — 14
3. கொழுப்பு பயம் நீக்கிய பேலியோ — 19
4. இந்திய மனநிலையும், உணவுகளும் — 25
5. பேலியோ டயட் – சில அடிப்படை முரண்பாடுகள் — 30
6. ஆதி மனிதனின் உணவு அசைவம் மட்டுமா...? — 38
7. ஆரோக்கியத்தின் அடிப்படை எது? — 44
8. சிறுதானியங்களும் – பிராய்லர் சிக்கனும் — 49
9. பரிசோதனை முடிவுகளில் பரிந்துரைக்கப்படும் உணவுகள் — 55
10. சர்க்கரைக்கு பதிலாக கொழுப்பு: தொடரும் தவறுகள் — 64
11. பேலியோவின் உளவியல் சிக்கல்கள் — 68
12. சத்துகள் எங்கிருந்து வருகின்றன? — 74
13. நோய்கள் எவ்வாறு சரியாகின்றன? — 84
14. பேலியோவின் அடிப்படை ஆபத்து — 96
15. இன்னும் சில ஆய்வுகள் — 104
16. நிறைவாக... — 108

உணவெனப்படுவது

உலகத்திலேயே உணவுகளைப் பற்றி அதிகம் கவலைப்பட்டதிலும், அதிகமான ஆய்வுகளைச் செய்ததிலும் தமிழ்ச் சமூகத்திற்கு பெரும் பங்கு உண்டு என்பதை வரலாற்றாளர்கள் யாரும் மறுக்க முடியாது.

உணவு உற்பத்தி துவங்கி, அதனை தரப்படுத்துதல், சந்தைப் படுத்துதல், பதப்படுத்துதல், உண்ணுதல்... என ஒவ்வொரு நிலையிலும் சாதாரண மனிதர்களின் அனுபவங்களும், ஆய்வுகளும் உணவு வரலாற்றில் பெரும் பங்காற்றியுள்ளன.

ஒரே உணவுப் பொருளைக் கொண்டு விதவிதமான சமையல் முறைகளின் மூலம் வெவ்வேறு சுவையுள்ள உணவுகளை உருவாக்கியதில் உலகில் வாழும் பிற இனங்களுக்கு நம் முன்னோர்கள் சளைத்தவர்கள் அல்ல.

உணவு - நம் வாழ்வின் அடிப்படை அம்சங்களில் மிக முக்கியமானது. உணவுக்கான பயணங்கள், படையெடுப்புகள், ஆட்சிகள்... என உணவு என்ற சொல்லுக்குப் பின்னால் சுவாரசியமான வரலாறுகள் ஒளிந்துள்ளன.

அதே போல, உணவு முறைகள் என்ற சொல்லும் நமக்குப் புதிதானது அல்ல. ஏராளமான உணவு முறைகளைப் பின்பற்றிக் கொண்டும், கடந்து சென்று கொண்டும் தான் நம் நாட்கள் நகர்கின்றன.

நடைமுறையில் இருக்கும் சில உணவு முறைகள் பற்றி பார்க்கலாம்.

விதம் விதமான சமையல் முறைகள் மூலம் வேகவைத்து, வறுத்து, உலர்த்தி சாப்பிடும் நடைமுறை உணவு முறை. இது பெரும்பாலோரால் பின்பற்றப்படும் முறையாகும். அவ்வப்போது வரும் உணவுப் பரிந்துரைகளையும் இணைத்துக் கொண்டு, அடிப்படை மாறாமல் எதையாவது, எப்படியாவது சாப்பிடும்

உணவு முறையாக இன்று வழக்கத்தில் இருக்கிறது. இந்த உணவு முறையைப் பின்பற்றுபவர்கள் தான் புதிய உணவுமுறைகளால் ஈர்க்கப்பட்டு, அதன் ஒரு பகுதியை தம் பழைய உணவுகளோடு இணைத்துக் கொண்டு பெரிய மாற்றங்கள் எதுவும் இல்லாமல் தொடர்பவர்கள்.

அடுப்பை முற்றிலும் நிராகரித்து, சமைக்கப்படாத உணவுகளைப் பரிந்துரைக்கும் இயற்கை உணவு முறை அதிகமான விதிமுறைகளைக் கொண்ட, கடும் கட்டுப்பாடுகளைக் கொண்ட உணவு முறையாகும், இதற்குள்ளும் பலவகையான உட்பிரிவுகள் இருந்தாலும் கூட, சமைக்காத உணவுகளைச் சாப்பிடுவது என்பது இந்த உணவு முறையின் அடிப்படை. இதில் அசைவம் இல்லை என்பதை தனியாகச் சொல்லத் தேவையில்லை.

திரவ உணவை மட்டுமே அருந்தி வாழ வலியுறுத்தும் திரவ உணவு முறை. இந்த முறையை தொடர்ந்து பயன்படுத்துபவர்கள் மிகக் குறைவு. ஆனாலும், உடல் நலிவுற்ற காலங்களில் இது தற்காலிக முறையாகப் பயன்பட்டு வருகிறது. மரபு வழி மருத்துவர்கள் திரவ உணவு முறையை தேவை கருதி பரிந்துரைப்பவர்களாக இருக்கிறார்கள்.

இது போன்ற உணவு முறைகள் தவிர, மருத்துவத்தின் கட்டாயத்தால் – மதங்களின் நடைமுறையால் உருவாகும் உணவு முறைகளும் உண்டு.

சர்க்கரை நோயாளியாகக் கருதப்படும் ஒருவர் தன் வாழ்நாளெல்லாம் சர்க்கரை உணவுகளைத் தவிர்ப்பதும், சிறுநீரகம் தொடர்பான நோயாளியாக கருதப்படுபவர் வாழ்நாள் முழுவதும் உப்பின் அளவைக் குறைப்பதும் மருத்துவத்தின் காரணமாக வந்து சேரும் உணவு முறைகள். இவைகள் நோயினால் உருவான உணவுக் கட்டுப்பாடுகளாக இருந்தாலும் கூட, வாழ்நாள் முழுவதும் பின்பற்றப்படும் உணவு முறையாக மாற்றப்படுகின்றன.

அதே போல, மத அடிப்படையில் மாட்டிறைச்சி உண்ணாமல் இருப்பவர்கள், பன்றி இறைச்சி உண்ணாமல் இருப்பவர்கள், அசைவ உணவுகளை உண்ணாமல் இருப்பவர்கள், பூண்டு, மசாலா போன்றவற்றையும் தவிர்க்கும் தீவிர சைவர்கள்... என மத, சாதி, குழுக்களின் அடிப்படையிலான உணவு முறைகளும் நம் நாட்டில் வழக்கத்தில் உள்ளன. இவற்றையும் நாம் உணவு முறை

என்று சொல்வதற்கில்லை. இவையும் உணவுக் கட்டுப்பாட்டு முறைகள்தான்.

இப்படி பல வகையான உணவு முறைகள் நம் புழக்கத்தில் உள்ளன. இவற்றை நாம் புரிந்து கொள்வதற்காக இரண்டு பிரிவுகளாகப் பிரித்துக் கொள்ளலாம்.

ஒன்று - வாழ்நாள் முழுவதும் தொடர்ந்து பின்பற்றப்படும் உணவு முறைகள். இன்னொன்று - உடல் நலத்திற்காக தேவையான போது பின்பற்றப்படும் உணவுக் கட்டுப்பாட்டு முறைகள்.

இதில் உணவுக் கட்டுப்பாட்டு முறைகள் சில நாட்களுக்கோ, சில வாரங்களுக்கோ மட்டுமே நீடிக்கும். தேவை முடிந்து விட்டதாக பின்பற்றுபவர் கருதினால் உணவுக் கட்டுப்பாட்டில் இருந்து வெளிவந்து விடலாம். இம்முறைகள் உடல் தொந்தரவுகளின் அடிப்படையில் பரிந்துரைக்கப்படுகின்றன.

ஆனால், உணவு முறைகள் என்பவை நீடித்த உடல்நலத்திற்காக, இயற்கையான ஒரு அடிப்படை கோட்பாட்டிலிருந்து பின்பற்றப் படுபவை. நீண்ட காலமாக மனிதர்கள் பின்பற்றிய அனுபவத்தின் தொகுப்பாக, இது ஆயுள் முழுவதும் தொடரும் நீண்ட கால முறையாகும். இந்த பகுப்பின் அடிப்படையில் நடைமுறையில் இருக்கும் உணவு முறைகளை நாம் பகுத்தறிந்து புரிந்து கொள்ள முடியும்.

நீடித்த உடல்நலத்தை பரிந்துரைப்பது - உணவு முறை. தற்காலிக கட்டுப்பாடுகளை உடனடி விளைவுகளுக்காகப் பரிந்துரைப்பது - உணவுக் கட்டுப்பாட்டு முறை.

இந்த பிரிவுகளைக் கொண்டு உணவு முறைகளை பகுப்பது நமக்கு சில புரிதல்களைத் தரும்.

இதன் அடிப்படையில் இயற்கை உணவு முறை - உணவு முறையா...? கட்டுப்பாட்டு முறையா...? நிச்சயமாக உணவு முறைதான். ஏனென்றால், இது தொடர்ந்து பின்பற்றப்படுகிறது. எந்த ஒரு தனித்த நோய்கான முறையாக இது இல்லை. இயற்கையான ஒரு அடிப்படைக் கோட்பாட்டிலிருந்து இது பின்பற்றப்படுகிறது.

மஞ்சள் காமாலை நோயாளிகளால், அம்மை நோய் வந்தவர்களால் பின்பற்றப்படும் உணவுகள் என்பவை - உணவு முறையா...?

உணவுக் கட்டுப்பாட்டு முறையா...? வெளிப்படையாக நம்மால் பிரித்துப் பார்க்க முடிகிறது. இது உணவுக் கட்டுப்பாட்டு முறைதான். இது குறிப்பிட்ட நோய்க்கான உணவுக் கட்டுப்பாட்டிலிருந்து துவங்குகிறது. ஒருவேளை நோய் சரியாகி விடுமானால் இந்த உணவு முறையிலிருந்து வெளி வந்து விடலாம். இயற்கையான அடிப்படைக் கோட்பாடு இல்லை என்பதாலும் இது கட்டுப்பாட்டு முறைதான் எனப் புரிந்து கொள்ள முடிகிறது.

நோய் முழுவதுமாக சரியாகாது என்று சொல்லப்படுகிற சர்க்கரை நோயாளிகள் பின்பற்றும் சர்க்கரை குறைவான, கலோரி அடிப்படையிலான உண்ணும் முறை - உணவு கட்டுப்பாட்டு முறையா...? உணவு முறையா...?

இது நோய்க்கான பரிந்துரையாக இருப்பதால் கட்டுப்பாட்டு முறைதான், ஆனால், நோய் சரியாகாது என்று சொல்லப்படுவதால் இந்த உணவுக் கட்டுப்பாடு வாழ்நாள் கட்டுப்பாட்டு முறையாக மாறி விடுகிறது. அதே நேரம், வாழ்நாள் முழுவதும் பின்பற்றுவதாலேயே இது உணவு முறையாக மாறி விடாது. ஏனெனில், இயற்கையான எந்தக் கோட்பாட்டின் அடிப்படையும் இதில் இல்லை.

நம் நவீன கால வாழ்வு நோய்க்கு பயந்து உருவாக்கப்பட்ட உணவுக் கட்டுப்பாட்டு முறைகளை - உணவு முறைகளாக மாற்றிக் கொண்டிருக்கிறது.

ஒரு குறிப்பிட்ட ஹோமியோபதி மருந்து சாப்பிடும் போது குளிக்கக் கூடாது. ஏனெனில், அந்த மருந்தின் ஆற்றல் அதை உட்கொண்டவர் குளிக்கும் போது குறைந்து விடும். அப்படிக் குளித்தால் மருந்து வேலை செய்யாது. ஒருவேளை அதே மருந்தினை நோயாளி வாழ்நாள் முழுவதும் சாப்பிட வேண்டிய நிலை வந்து விட்டால் என்ன செய்வது? (நல்ல ஹோமியோ மருத்துவர் எவரும் வாழ்நாள் முழுக்க ஒரே மருந்தினை பரிந்துரைக்க மாட்டார்கள் என்பது வேறு விஷயம்).

வேறு என்ன செய்வது...? வாழ்நாள் முழுக்க குளிக்காமல் இருக்க வேண்டியது தான்.

ஒரு நோய்க்கு, ஒரு மருந்திற்காக செய்யப்படும் மாற்றம் - கட்டுப்பாட்டிற்காக செய்யப்படுவது. ஹோமியோபதி மருந்துக் கட்டுப்பாட்டிற்காக குளிக்காமல் இருப்பது என்பது கட்டுப்பாட்டு

முறைதான். அதை வாழ்நாள் முழுக்க தொடர்வது என்பது கட்டுப்பாட்டு முறையின் கோளாறு. அதனை ஆய்வு செய்து, கோளாறை சரி செய்ய வேண்டும். அப்படி இல்லாமல், கட்டுப் பாட்டினை வாழ்நாள் முழுவதும் பின்பற்றினால் - அது உணவு முறையாகவோ, வாழ்க்கை முறையாகவோ மாறிவிடாது.

நாம் எந்த ஒரு முறையைப் பின்பற்றினாலும், அது தற்காலிகமானதா...? நீடித்ததா...? என்பதையும், எதற்காக இதனைப் பின்பற்றுகிறோம் என்பதையும் நிதானமாக புரிந்து கொள்வது அவசியம்.

இந்த பகுப்பின் அடிப்படையில் பேலியோ டயட் எனப்படும் உணவு முறை - கட்டுப்பாட்டு முறையா அல்லது முழுமையான உணவு முறையா...? என்ற கேள்விக்கு நீங்களே விடை கண்டுபிடியுங்கள்.

இதனை வாழ்நாள் முழுவதும் பின்பற்றுவதன் சாத்தியங்கள், நன்மைகள் என்ன? சிக்கல்கள் என்ன? என்பவற்றை இதன் பின்னால் உள்ள வரலாற்று, அறிவியல் கூறுகளின் வழியாக இந்தியப் பின்புலத்தில் மறு ஆய்வு செய்வோம்.

என்ன சொல்கிறது பேலியோடயட்?

பேலியோ டயட் பற்றி, அதனை தமிழில் அறிமுகம் செய்த 'பேலியோ டயட்', 'நல்லுணவு நான் சொல்லுவேன்', 'பேலியோபுரம்' நூல்களின் ஆசிரியர் நியாண்டர் செல்வன் என்ன கூறுகிறார் என்று பார்த்து விடலாம்.

❏ மனித இனத்தின் வரலாறு 26 லட்சம் ஆண்டுகளுக்கு முன்பு தொடங்குகிறது. மனிதன் விவசாயம் செய்ய ஆரம்பித்து அரிசி, பருப்பு, பீன்ஸ், கோதுமை போன்றவற்றைச் சாப்பிட ஆரம்பித்தது 10,000 ஆண்டுகளுக்கு முன்னர்தான்.

❏ மனிதனின் ஜீன்களில் 99.99% மனிதர்கள் விவசாயம் செய்ய ஆரம்பிப்பதற்கு முன்பே உருவாகி விட்டன. விவசாயத்திற்கு பிறகு தோன்றிய ஜீன்கள் 0.01% மட்டுமே. எனவே, ஜீன்களின் அடிப்படையில் நம்முடைய விவசாயத்தின் மூலம் கிடைக்கும் பெரும்பாலான பொருட்கள் ஜீன்களுக்கு பொருந்தாதவைகளே.

❏ மனிதர்களின் நோய்கள் உருவானது விவசாயம் கண்டுபிடிக்கப்பட்ட இந்த 10,000 வருடங்களில் தான். எனவே, விவசாயம் மூலம் உற்பத்தி செய்யப்பட்ட தானியங்கள், அரிசி, பருப்பு, கோதுமை போன்றவைகள் தான் நோய்களுக்கு காரணம்.

❏ உலகில் உள்ள எந்த ஒரு தனி உணவையும் மனிதன் தொடர்ந்து உண்டு வந்தால் சத்துப் பற்றாக்குறை ஏற்பட்டு உயிரிழப்பு ஏற்படும். ஆனால், இறைச்சி மட்டும் தனியாக உண்ணப்பட்டாலும் முழுமையான சத்துகளை தரும் தன்மை உடையது.

❏ இறைச்சியுணவை கெடுதலானது என்று சொல்லும் எந்த டயட் முறையும் சரியானது இல்லை.

- பேலியோ டயட் என்பது புதிய உணவு முறை அல்ல. ஆதி மனிதர்களின் உணவு முறைதான்.
- நம் உணவுப் பொருட்களை கலோரி கணக்கை வைத்து மதிப்பிடுவது தவறான உணவுப் பழக்கத்துக்குள் நம்மை கொண்டு செல்கிறது. எனவே, கலோரி கணக்குகள் பிழையானவை.
- அரிசி, கோதுமை, கேழ்வரகு, கம்பு, சோளம் போன்ற தானியங்கள் உடல் நலத்தைக் கெடுக்கின்றன. இவைகள் தான் நம் ஆரோக்கியத்தின் எமன்.
- நம் முன்னோர்கள் ஒல்லியாகவும், ஆரோக்கியமாகவும் இருந்ததற்கு காரணம் அவர்கள் காரில் போகாமல், சைக்கிளில் போனது தான். ஆதி மனிதன் பல மைல்கள் ஓடியாடி வேட்டையாடியதால்தான் ஆரோக்கியமாக இருந்தான். உடற்பயிற்சி செய்யாததால்தான் குண்டாக இருக்கிறோம். உடற்பயிற்சி செய்தால் எடை இறங்கி விடும் - இவைகள் எல்லாம் தவறான நம்பிக்கைகள்.
- பி.எம்.ஐ. எனப்படும் உடற்பருமனை அளவிடும் கருவி அறிவியல் பூர்வமானது இல்லை. பாடி மாஸ் இண்டக்ஸ் அளவால் எந்த விதமான மருத்துவப் பலனும் இல்லை.
- சர்க்கரை அதிகமுள்ள உணவுகளை உண்ணும் போது நம் ரத்தத்தில் சர்க்கரையின் அளவு அதிகரிக்கிறது. உடனடியாக சர்க்கரையை கட்டுக்குள் கொண்டுவர நம் கணையம் இன்சுலினை சுரக்கிறது. இன்சுலின் சுரந்ததும் ரத்தத்தில் உள்ள சர்க்கரை சேமிக்கப்பட்டு நம் கல்லீரலுக்கு அனுப்பப் படுகிறது. கல்லீரல் அந்த சர்க்கரையை கொழுப்பாக மாற்றி நம் தொப்பைக்கு அனுப்புகிறது. ஆக, நாம் குண்டாக இன்சுலினும், சர்க்கரை அதிகமுள்ள உணவுகளுமே காரணம்.
- இன்சுலின் எந்த அளவு அதிகமாக சுரக்கிறதோ அந்த அளவுக்கு நாம் குண்டாகிறோம். இன்சுலின் இப்படி அதிகமாக சுரந்து சுரந்து ஒரு கட்டத்தில் கணையத்தின் பீட்டா செல்கள் பழுதடைந்து இன்சுலின் சுரப்பு குறைந்து விடுகிறது. இன்சுலின் குறைவதால் சர்க்கரை வியாதி வந்து விடுகிறது.
- கொழுப்பு அதிகமாக உள்ள இறைச்சியை நாம் உண்டால் நம் ரத்தத்தில் உள்ள சர்க்கரையின் அளவு அதிகரிக்காது. காரணம் இறைச்சியில் சர்க்கரை துளியும் இல்லை. இதனால், நம் உடலில்

இன்சுலினும் சுரக்காது. சர்க்கரை வியாதி உள்ளவர்கள் புலால் உணவை மட்டுமே உண்டால் அவர்கள் உடலில் சர்க்கரை அளவுகள் அதிகரிக்காது. உடலும் குண்டாகாது.

- உடலின் சர்க்கரை அளவை கட்டுக்குள் வைக்க இன்சுலின் அவசியம். ஆனால், அதிக அளவு இன்சுலினை சுரக்க வைக்கும் அளவுக்கு சர்க்கரை அதிகம் உள்ள உணவை உண்பதே உடல்பருமனுக்கும், வியாதிகளுக்கும் காரணம்.

- ரத்தத்தில் சர்க்கரை அளவு அதிகரிக்கும் போது இன்சுலின் சுரந்து கூடுதலான சர்க்கரையை கொழுப்பாக மாற்றி நம் தொப்பையில் சேமிக்கிறது. அப்படி கொழுப்பாக சர்க்கரை மாற்றப்படுவதால் ரத்தத்தில் சர்க்கரை அளவு குறைந்து, மறுபடி பசி ஏற்படுகிறது. நாம் மறுபடியும் சர்க்கரை கூடுதலான உணவுகளைச் சாப்பிட்டால் மறுபடியும் சர்க்கரை அளவு கூடி, இன்சுலின் சுரந்து, கொழுப்பு உருவாகிறது.

- சர்க்கரை அதிகமுள்ள உணவுக்கு பதிலாக சர்க்கரையே இல்லாத உணவு சாப்பிடும் போது, உடலுக்கு சுத்தமாக சர்க்கரை கிடைக்காது. உடல் தனக்குத் தேவையான எரிசக்தியைப் பெற நம் தொப்பையில் உள்ள கொழுப்பை எடுத்து எரிக்கத் தொடங்கும். இதனால் நம் தொப்பை குறையும். உடல் கொழுப்பை எரிக்கும் பணியில் இருப்பதால் இப்போது சாப்பிடும் கொழுப்பும் உடலால் எரிக்கப்படும். அது உடல் கொழுப்பாக சேமிக்கப்படாது.

- நம் உடலின் மொத்த கொலஸ்டிராலின் அளவு 300, 400, 500 ஆக இருந்தாலும் எந்த ஆபத்தும் கிடையாது. நம் உயிருக்கு ஆபத்து ஏற்படுவதே உள்காயத்தால் தான். கொலஸ்டிராலால் அல்ல.

- ரத்த நாளங்களில் உள்காயங்கள் ஏற்படுவதற்கு காரணம் கொலஸ்டிரால் அல்ல. இன்சுலின் அதிகமாகச் சுரப்பதால் தான் உள்காயங்கள் ஏற்படுகின்றன.

- பேலியோ டயட்டை அமெரிக்காவில் குகை மனிதர்களின் உணவு முறை என்றும், ஆதி மனித உணவு முறை, பாண்டிங் டயட் என்றும் அழைக்கிறார்கள்.

- இங்கிலாந்தில் 1860 களில் வாழ்ந்த சமையல்காரர் பெயர்தான் – வில்லியம் பாண்டிங். தன் 30 ஆவது வயதில் மிக அதிகமான உடல் எடையால் அவதிப்பட்டார் பாண்டிங். வழக்கமான குறைவான உணவு, அதிகமான உடற்பயிற்சி, நீச்சல், ஸ்பா,

குதிரை ஏற்றம் என முயன்றும் 3 கிலோ எடை மட்டுமே அவருக்கு குறைந்தது. வில்லியம் ஹார்வி எனும் மருத்துவரின் ஆலோசனையின் பேரில் சர்க்கரை உள்ள உணவுகளை முற்றிலும் தவிர்த்து விட்டு, கொழுப்பும், புரதமும் உள்ள உணவுகளை மட்டுமே சாப்பிடத் துவங்கினார் பாண்டிங். வியக்கும் அளவுக்கான முன்னேற்றம் அவரது உடலில் ஏற்பட்டது. இதனைத் தொடர்ந்து 1863 இல் உணவு குறித்த ஒரு நூலை எழுதினார் பாண்டிங். இதன் மூலம் தான் கொழுப்பை மட்டுமே பிரதானப்படுத்தும் உணவு முறைக்கு பாண்டிங் டயட் என்று பெயர் வந்தது.

❏ கொழுப்பை மட்டும் உண்ணும் போது எப்படி உடல் எடை குறைகிறது என்பது அறிவியல் பூர்வமாக அப்போது விளக்கப்படவில்லை. சுமார் 90 ஆண்டுகள் பாண்டிங் டயட் பின்பற்றப்பட்டு வந்தது. அதன் பின்பு, பல்வேறு சர்ச்சைகளும், எதிர்ப்புகளும் உலகம் முழுவதும் கிளம்பின. கொஞ்சம் கொஞ்சமாக பண்டிங் டயட் கைவிடப் பட்டது. உலகின் பெரும்பாலான மருத்துவர்கள் இந்த டயட் முறையை பரிந்துரைப்பதை நிறுத்தினார்கள்.

... இவைகள் தான் பேலியோ டயட் பற்றிய அடிப்படையான தகவல்களும், வரலாறும்.

ஆக, பேலியோ டயட் என்பது முழுமையான கொழுப்பு உணவை மையமாகக் கொண்ட உணவுக் கட்டுப்பாட்டு முறையாகும். இனிப்பும், மாவுச் சத்தும் இல்லாத உணவுப் பொருட்களை மட்டுமே சாப்பிட வேண்டும் என்பதுதான் பேலியோ டயட்டின் அடிப்படையான உணவுப் பழக்கம்.

எந்த வகை உணவுகளை பேலியோ பரிந்துரைக்கிறது என்பதை அறிந்து கொள்ளலாம்.

சைவம், அசைவம் என்று இரு வகை பேலியோ டயட்டுகள் பரிந்துரைக்கப்படுகின்றன. நாம் அசைவ பேலியோ டயட்டின் அன்றாட உணவுப் பொருட்களைப் பார்க்கலாம்.

காலை உணவு:

100 பாதாம் கொட்டைகள். பாதாமை வாணலியில் வறுத்து அல்லது நீரில் 12 மணி நேரம் ஊற விட்டு, தோலுடன் உண்பது சிறந்தது. பாதாம் விலை அதிகம் எனக் கருதுபவர்கள் காலை உணவாக திபெத்திய பட்டர் டீ உட்கொள்ளலாம்.

மதிய உணவு:

4 முட்டைகள். முட்டையை மஞ்சள் கருவுடன் உண்ண வேண்டும். ஆம்லெட், ஆஃபாயில் என எப்படி வேண்டுமானாலும் சமைத்து உண்ணலாம். முட்டையுடன் உப்பு, வெங்காயம், தக்காளி போன்றவற்றைச் சேர்க்கலாம்.

மாலைச் சிற்றுண்டி:

1 கோப்பை பால் அருந்த வேண்டும். உடன் கால் கிலோ அளவிலான பேலியோ காய்கறிகளைச் சேர்க்க வேண்டும். காய்கறிகளை சாலட் ஆகவும், வாணலியில் நெய் விட்டு வதக்கி எடுத்தும் உண்ணலாம்.

இரவு உணவு:

இறைச்சி எடுத்துக் கொள்ளலாம். இறைச்சியில் ஆட்டுக்கறி, மாட்டுக் கறி, பன்றி இறைச்சி, மீன், தோலுடன் உள்ள கோழி, வாத்து போன்ற இறைச்சிகளை பசி அடங்கும் வரை கணக்குப் பார்க்காமல் உண்ணலாம்.

தவிர்க்க வேண்டிய இறைச்சி வகைகள்:

கொழுப்பு அகற்றப்பட்ட இறைச்சி வகைகள் தவிர்க்கப்பட வேண்டியவை. (உதாரணம் - தோல் அகற்றப்பட்ட கோழி, தோல் அகற்றப்பட்ட மீன்). துரித உணவகங்களில் கிடைக்கும் எண்ணெயில் பொறிக்கப்பட்ட, ரசாயனங்கள் சேர்க்கப்பட்ட இறைச்சி உணவுகளைத் தவிர்க்க வேண்டும்.

கருவாடு மிதமான அளவுகளில் உண்ணலாம். தினமும் வேண்டாம்.

முட்டையின் வெள்ளைக் கருவை மட்டும் உண்பது தவிர்க்கப்பட வேண்டும். மஞ்சள் கருவுடன் உள்ள முழு முட்டையே உண்ண வேண்டும்.

எண்ணெயில் பொறிக்கப்பட்ட உணவுகளைத் தவிர்க்க வேண்டும்.

இதுதான் பேலியோ டயட். இனி, இதன் சாதக பாதகங்களை ஆய்வு செய்யலாம்.

கொழுப்பு பயம் நீக்கிய பேலியோ

பேலியோ டயட் என்றால் என்ன என்பதைப் பார்த்தோம். அடுத்ததாக, பேலியோ டயட் உருவாக்கிய நேர் மறையான தாக்கங்களைப் பார்க்கலாம். இதில் மிக முக்கியமானது – கொழுப்பு பற்றிய அச்சத்தை நீக்கியது.

பேலியோ உணவுகளைப் பற்றிய செய்தி பரவும் வரை நாம் கொழுப்பை அரக்கனாகவே நம்பிக் கொண்டிருந்தோம். அமெரிக்க மருந்து நிறுவனங்களும், உலக அலோபதி மருத்துவர்களும் கொழுப்பை அச்சமூட்டும் காரணியாகவே நமக்கு அறிமுகம் செய்திருந்தார்கள். கொழுப்பும், அதன் பின்னால் இருந்த அரசியலையும் விரிவாகப் பார்க்கலாம்.

இப்போது மருத்துவ உலகத்தில் மட்டுமல்ல... உணவுச் சந்தையிலும் பெரும் பேசுபொருளாக மாறி இருப்பது எண்ணெயும் கொலஸ்ட்ராலும்தான். அப்படி என்ன மாற்றம் நடந்து விட்டது எண்ணெய்ப் பயன்பாட்டில்?

பண மதிப்பிழப்பு விவகாரத்தில், நாமெல்லாம் புதிய இரண்டாயிரம் ரூபாய்க்காக ஏ.டி.எம் வாசலில் நின்றுகொண்டிருந்தபோது, மருத்துவ உலகம் கொலஸ்ட்ரால் பற்றி, தான் ஏற்படுத்தி வந்த விழிப்புணர்வை வாபஸ் பெற்றுக் கொண்டது. மருத்துவ ஆராய்ச்சி இதழ்களில், கொலஸ்ட்ரால் பற்றிய தொடர் விவாதங்கள் உருவாகவும், கொழுப்பு பயமுறுத்தலை வாபஸ் பெறவும் காரணம் 2015-ஆம் ஆண்டின் யு.எஸ்.டயட்ரி அட்வைசரி கமிட்டியின் (USDA) அறிவிப்புதான்.

நாற்பது ஆண்டுகளாக உலகம் முழுவதும் குதிரை வண்டியில் மைக் கட்டி பிரசாரம் செய்யும் அளவுக்கு 'கொலஸ்ட்ரால் உடம்புக்கு நல்லது அல்ல. எண்ணெய் மோசமானது' என்று சொல்லிக் கொண்டிருந்த அமெரிக்க உணவியல் நிபுணர்கள், தலைகீழாக பல்டியடித்தார்கள். அமெரிக்காவின் பிரதான உணவாக இருந்த

கொழுப்பு உணவுகள், இதய நோய் பயத்தால் ஒரு கட்டத்தில் தீவிர பிரச்சாரம் மூலம் கைவிடப்பட்டன. முட்டைகளையும், இறைச்சியையும் மிகக் குறைவாக அமெரிக்க மக்கள் பயன்படுத்தத் தொடங்கினர். கொழுப்பு பற்றிய அச்சத்தை அமெரிக்காதான் உலகம் முழுவதும் பரவச் செய்தது.

மின்னசோட்டா பல்கலைக்கழகத்தின் ஃபிசியாலஜி ஹைஜீன் பரிசோதனைக் கூடத்தின் இயக்குநர் டாக்டர் கீஸ் கொழுப்பு குறித்து ஓர் ஆய்வு செய்தார். நெதர்லாந்து, பின்லாந்து, யுகோஸ்லாவியா, ஜப்பான், கிரீஸ், இத்தாலி, அமெரிக்கா ஆகிய ஏழு நாடுகளிலும் நாற்பது வயதிலிருந்து 59 வயது வரையுள்ள 16 மக்கள் குழுக்களிடம் இந்த ஆய்வு மேற்கொள்ளப்பட்டது. ஐந்து ஆண்டுகள் நடைபெற்ற இந்த ஆய்வின் முடிவில் தான் டாக்டர் கீஸ் கொழுப்பு மோசமானது என்றும், மாரடைப்பிற்கு அதுதான் காரணம் என்றும் கூறினார். அதிகமான கொழுப்பு உணவு வகைகளை உண்டவர்கள் மாரடைப்புக்கு ஆளாயினர். கொழுப்பில்லாத உணவு வகைகளை உண்டவர்களுக்கு மாரடைப்பு மிக அரிதாகவே வந்தது. எனவே, மாரடைப்பிற்கான காரணம் மிருகக் கொழுப்புள்ள உணவுகளை உண்பதுதான் என்ற முடிவுக்கு வந்தார் டாக்டர் கீஸ். இதன் பிறகுதான், உலகம் முழுவதும் கொழுப்பு பற்றிய அச்சம் மிக வேகமாகப் பரவத் துவங்கியது. இதே மாதிரியான பல ஆய்வுகளைக் காரணம் காட்டி, கொழுப்புக்கு எதிரான பிரச்சாரம் அதிகமானது.

டாக்டர் கீஸ் நடத்திய இந்த ஆய்வில் பல அடிப்படை விவரங்கள் முழுமையாக ஆய்வு செய்யப்படவில்லை. ஏழு நாடுகளில் வாழ்ந்த வெவ்வேறு மக்களை ஆய்வு செய்த டாக்டர் கீஸ், ஒரே நாட்டில் வேறுபட்ட விளைவுகள் ஏற்படுவதைக் கணக்கில் கொள்ளவில்லை. பின்லாந்தில் கரேலியா எனும் பகுதியில் 817 பேரும், துர்க்கு என்ற பகுதியில் 860 பேரும் ஆய்வுக்கு எடுத்துக் கொள்ளப்பட்டனர். ஐந்து ஆண்டு ஆய்வின் முடிவில் கரேலியாவில் 42 பேருக்கும், துர்க்குவில் 15 பேருக்கும் இதய நோய் பாதிப்பு ஏற்பட்டது. கரேலியாவில் மாரடைப்பால் 16 பேர் இறந்தனர். துர்க்குவில் நான்கு பேர் மட்டுமே இறந்தனர். இரு பகுதி மக்களும் விவசாயத்தை தொழிலாகக் கொண்டவர்கள். மிருகக் கொழுப்பினை அதிக அளவில் உண்டு வருபவர்கள். ஒரே மாதிரியான உயரமும், உருவ அமைப்பும் கொண்டவர்கள். இரு பகுதி மக்களுக்கும் புகை பழக்கமும் இருந்தது. ஆனால், பாதிப்பின் அளவு ஒரே மாதிரியானதாக இல்லை. ஒரு பகுதியில் அதிகமாகவும், இன்னொரு பகுதியில் மிகக் குறைவாகவும் இருந்தது. இதற்கான காரணிகள் குறித்து டாக்டர் கீஸ் ஆய்வு

செய்யவில்லை. கொழுப்பு உணவு – இதய நோயை உருவாக்குகிறது என்று ஒற்றை வரி முடிவோடு ஆய்வை முடித்துக் கொண்டார்.

இதன் பிறகு உலகம் முழுவதும் பல்வேறு ஆய்வுகள் நடத்தப்பட்டன. ஒவ்வொரு பகுதியிலும் ஒவ்வொரு முடிவு கிடைத்தது. எல்லா முடிவுகளையும் இணைத்துப் பார்த்தால் பெரும் குழப்பமாக இருக்கிறது.

அதிக கொழுப்பு அமெரிக்கர்களுக்கு ஆபத்தாக முடிந்ததாக ஒரு ஆய்வு சொல்கிறது. ஆனால், கனடியர்களுக்கும், ஸ்டாக்ஹோமர்களுக்கும் அதிக கொழுப்பு ஒன்றும் செய்யவில்லை. ரஷ்யாவில் நடத்தப்பட்ட ஆய்வில் (ரஷ்யன் அகாடமி ஆஃப் மெடிகல் சயின்ஸ், பீட்டர்ஸ்பர்க்) கொலஸ்ட்ரால் அளவு குறைந்தவர்களுக்கே மாரடைப்பு வந்ததை டாக்டர் டிமிட்ரி ஷஸ்தோவ் உறுதி செய்தார். அதே போல, அதிக கொழுப்பு ஆண்களுக்கு ஆபத்தையும் – பெண்களுக்கு ஆபத்தில்லாத தன்மையையும் கொண்டிருந்ததாக பல ஆய்வுகள் சொல்கின்றன. ஆரோக்கியமானவர்களுக்கு அதிக கொழுப்பு ஆபத்தை விளைவித்ததையும், ஏற்கனவே இதய நோயாளியாக இருந்தவர்களை அதிக கொழுப்புள்ள உணவுகள் பாதிக்காததையும் சில ஆய்வுகள் உறுதி செய்தன. முப்பது வயதுள்ளவர்களுக்கு அதிக கொழுப்பு ஆபத்தானதாகவும், நாற்பத்தைந்து வயதுள்ளவர்களுக்கு ஆபத்து இல்லாமலும் இருந்தது.

இவ்வளவு ஆய்வுகள் நடந்தும் முடிவான இடத்துக்கு ஆய்வாளர்களால் வந்து சேர முடியவில்லை. எனவே, ஏற்கனவே இருந்த கொழுப்பு மனிதனுக்கு ஆபத்து என்ற முடிவையே மறுபடி மறுபடி பிரச்சாரம் செய்து வந்தனர். இதற்கு எதிரான ஆய்வு முடிவுகள் இன்னொருபுறம் வந்து கொண்டேதான் இருந்தன. கலிபோர்னியப் பல்கலைக்கழக ஆய்வு முடிவு இதில் மிகவும் முக்கியமானது.

2009 இல் கலிபோர்னியப் பல்கலைக்கழகம் இந்த ஆய்வுக் கட்டுரையை வெளியிட்டுள்ளது. அப்பல்கலைக் கழகத்தின் இதய நோய் மருத்துவ ஆராய்ச்சியாளர் டாக்டர். க்ரெக் பார்னியு தலைமையில் ஒரு குழு மாரடைப்பு குறித்து ஒரு ஆய்வினை மேற்கொண்டது. மருத்துவமனைகளில் அனுமதிக்கப்பட்ட நோயாளிகளை ஆய்வுக்கு எடுத்துக் கொண்டனர். மாரடைப்பு வந்த நோயாளிகளில் 75% பேருக்கு கொலஸ்டிரால் மற்றும் கெட்ட கொழுப்பின் (எல்.டி.எல்) அளவுகள் பரிந்துரைக்கப்பட்ட நார்மலை விட குறைவாகவே இருந்தன. இந்த ஆய்வு முடிவை

அப்படியே ஒதுக்கி விட முடியாது. ஏனெனில், இது அமெரிக்க இதயநோய் நிபுணர்களின் சங்கத்துடன் பல்கலைக்கழகம் இணைந்து 541 மருத்துவமனைகளில் மாரடைப்பிற்காக சிகிச்சை பெற்றுக் கொண்டிருந்த 1,36,000 நோயாளிகளை வைத்து நடத்தப்பட்டது. இப்படியான தொடர் ஆய்வுகளுக்குப் பின்னர்தான் 2015-ம் ஆண்டு யு.எஸ்.டயட்ரி அட்வைசரி கமிட்டியின் (USDA) கொழுப்பு குறித்த தன் எச்சரிக்கையை வாபஸ் பெற்றுக் கொண்டது.

'மருந்து மயக்கத்தில் அமெரிக்கா' (Over Dosed America) என்ற நூலில், மருத்துவ நிறுவனங்களின் தவறான நம்பிக்கைகள் எப்படி பரப்பப்படுகின்றன என்பதையும், அது எப்படி வியாபாரமாக மாறுகிறது என்பதையும் விவரிக்கிறார் அமெரிக்க மருத்துவர் டாக்டர் ஜான் அப்ரோம்சன். 'நிறுவனங்களின் லாப வேட்டைக்காக மக்களின் நல்வாழ்வு பலியிடப்படுகிறது' என்று உரத்துக் கூறுகிறது மருத்துவ அரசியலைப் பேசும் இந்த நூல். அப்படித்தான் கொழுப்பின் மீதான பயத்தை நவீன மருத்துவ உலகம் நம் மனங்களில் ஏற்றியது.

உலக மருத்துவச் சந்தை மற்றும் உணவுப் பரிந்துரைகளின் தலைமையகம் அமெரிக்காதான். அங்கு செய்யப்படும் ஆய்வுகளும் பரிந்துரைகளும் எதிர் கேள்வியின்றி உலக நாடுகளால் ஏற்றுக் கொள்ளப்படும். இந்த நடைமுறை பல ஆண்டுகளாகவே தொடர்கிறது. ஆய்வுகளில் வியாபாரம் மேலோங்குவதற்கும், தவறான முடிவுகள் வெளியிடப்படுவதற்கும் பல காரணங்களைக் கண்டுபிடித்திருக்கின்றனர் மருத்துவ அரசியலுக்கு எதிரான சில அமெரிக்க மருத்துவர்கள். குத்து மதிப்பாக செய்யப்படும் உதிரி ஆய்வுகள், பாதிப்பு அம்சத்தை கவனத்தில் கொள்ளாத முடிவுகள், புள்ளிவிவரங்களின் அடிப்படையிலேயே முடிவுகளை அறிவிப்பது... என்று பல சிக்கலான விவரங்களை வெளிச்சத்துக்குக் கொண்டுவந்துள்ளனர். இதில் ஆபத்தான விஷயம் என்னவென்றால், மருந்து கம்பெனிகளின் நிதி உதவியோடுதான் அரசு ஆய்வுகளே மேற்கொள்ளப்படுகின்றன என்பதுதான்.

மருத்துவத்தின் தவறான ஆய்வு முடிவுகளைப் பற்றிய எதிர்க் கருத்துள்ள ஆய்வுக் கட்டுரைகள் மட்டும் இதுவரை 7,000-க்கும் அதிகமாக ஐரோப்பிய மருத்துவ ஆய்விதழ்களில் வெளிவந்துள்ளன. இது குறித்த கலந்துரையாடல்களோ, விவாதங்களோ நடைபெறுவதே இல்லை. ஆய்வு முடிவுகள் ஆகப்பெரும் விளைவை மக்களிடையே ஏற்படுத்திய பிறகுதான் படிப்படியாக விவாதம் தொடங்குகிறது. அப்படித்தான், நாற்பதாண்டு கொழுப்பு பற்றிய அச்சம் இப்போது விவாதப் பொருளாக மாறியுள்ளது.

கொலஸ்ட்ரால் அல்லது கொழுப்பு பற்றி இந்த அமெரிக்க ஆய்வு வெளியாவதற்கு முன்பிருந்தே பல விஷயங்கள் அவ்வப்போது வெளிவந்து கொண்டேயிருந்தன. அவற்றை டாக்டர் ஹெக்டே தொகுத்துத் தருகிறார். அவற்றில் சிலவற்றைப் பார்க்கலாம்...

❏ ரத்தக் கொழுப்பைக் குறைப்பதற்கும் மாரடைப்புக்கும் தொடர்பில்லை. ஏனெனில், மாரடைப்பை உருவாக்குவது மெல்லிய குழாயை அடைக்கும் சிறு உறைகட்டிதான் (Clot). இது எதனால் உருவாகிறது என்பதை இன்னும் உறுதிப்படுத்தாத நிலையில், மாரடைப்புக்கும் கொழுப்புக்கும் தொடர்பை உருவாக்கியதே மருத்துவ அரசியல்தான்.

❏ கொழுப்பு குறைப்புக்காக அரை நூற்றாண்டுகளாக பரிந்துரைக்கப்பட்டு வந்த எந்த மருந்துகளும் கொழுப்பைக் குறைக்கவில்லை.

❏ நம் உடலில் உள்ள கோடிக்கணக்கான செல்களும் கொழுப்பினால் ஆன சுவர் கொண்டவைதான். நாம் மாரடைப்புக்கு பயந்து கொழுப்பு உணவைக் குறைத்தால், செல்களின் சுவர்களில் சிக்கல் வரும்; புற்றுநோய் ஆபத்து அதிகம்.

❏ கொழுப்பைக் கட்டுப்படுத்தும் மருந்துகள் கல்லீரலின் என்சைம்களைத் தடுத்து விடுகின்றன. நம் உடலின் ரசாயனத் தொழிற்சாலைதான் கல்லீரல். அதன் இயக்கத்தின் குறுக்கீடு உடலில் எப்படிப் பிரதிபலிக்கும் என்பதை எந்த மருத்துவராலும் அனுமானிக்க முடியாது.

❏ கொழுப்பைக் கட்டுப்படுத்தும் மருத்துவம் என்பதே, பெரு நிறுவனங்களின் லாபங்களுக்காக உருவாக்கப்பட்ட செயல் திட்டமே...

இப்படி நூற்றுக்கணக்கான அதிர்ச்சிகளை தன் கட்டுரைகள் மூலம் தெரிவிக்கும் பி. எம். ஹெக்டே ஓர் இதய நோய் நிபுணர் மட்டுமல்ல; மருத்துவப் பேராசிரியர்; இந்திய அரசின் உயர் விருதான பத்ம பூஷண் விருது பெற்ற மருத்துவர்களில் ஒருவர்.

கொழுப்பு பற்றிய வியாபார நோக்குள்ள, உண்மைக்கு மாறான செய்திகள் சாதாரண மக்கள் வாழ்வில் என்ன மாற்றத்தை ஏற்படுத்தும்?

மருத்துவமனைக்குச் செல்லாத நம் அன்றாட வாழ்க்கையிலும் ஏராளமான மாற்றங்களை அமெரிக்காவின் ஆய்வு முடிவுகளால் செய்ய முடியும். நம்முடைய எண்ணெய்ப் பயன்பாட்டைக் கவனியுங்கள்...

நம்முடைய எல்லா உணவுகளிலும் எண்ணெய் இன்று முக்கியமான இடத்தைப் பிடித்துக் கொண்டிருக்கிறது. இயற்கையான முறையில் பிரித்தெடுக்கப்பட்ட தூய்மையான எண்ணெயைக்கூட நம் முன்னோர்கள் மிக மிகக் குறைந்த அளவிலேயே பயன்படுத்தி இருக்கின்றனர். நாம் சமையல் செய்வதற்கு, நல்லெண்ணெய், கடலை எண்ணெய், கடுகு எண்ணெய் சிறந்தவையா? நிச்சயமாக. சோயா, சூரியகாந்தி, தேங்காய் எண்ணெய்களும் உகந்தவையே. ஆனால், இவற்றை பின்னுக்குத் தள்ளிவிட்டு சோயா எண்ணெயை முன்னிறுத்தியது அமெரிக்காவின் பிரசாரம். சோயா எண்ணெய் வியாபாரம் அமோகமாக இருக்க வேண்டும் என்கிற பேராசையே காரணம். அதற்காக மானியமும் வழங்கியது அமெரிக்கா.

செக்கில் இருந்து நாம் பெறும் எண்ணெயைப் பயன்படுத்தினால் கொழுப்பு கூடும் என்கிற பயத்தையும் உருவாக்கினார்கள். நம்மை ரீஃபைண்டு எண்ணெயைப் பயன்படுத்தச் சொன்ன அதே அமெரிக்கா, தனக்கென பல நாடுகளில் இருந்து இறக்குமதி செய்வது தேங்காய் எண்ணெயை. அதற்குக் காரணம் அந்த எண்ணெயில் இருந்து கிடைக்கும் மோனாலாரின். இதன் மற்றொரு பெயர் லாரிக் அமிலம்... அற்புதமான நோய் எதிர்ப்பு சக்தியைக் கொண்ட சத்து மிக்க அமிலம். இது, எல்லா உணவுப் பொருட்களிலும் கிடைப்பதில்லை, தாய்ப்பாலிலும் தேங்காய்ப் பாலிலும் மட்டுமே கிடைக்கும். ஆயுள் முழுக்க நாம் நோய் எதிர்ப்பு சக்தியோடு இருக்க தாய்ப்பால் அவசியத் தேவை; அதேபோல தேங்காய் எண்ணெயும் முக்கியமானது.

இது மட்டுமல்ல... இயற்கையாகக் கிடைக்கும் அனைத்து தாவர எண்ணெய்களும் சிறந்தவையே. இவற்றைப் பயன்படுத்தினால், நம் உடலில் கொலஸ்ட்ரால் அதிகமாகாது. உண்மையில், இந்த எண்ணெய்கள் நம் ரத்த நாளக் குறைபாடுகளைப் போக்கும் தன்மை கொண்டவை. இதை, சமீபத்தில் சில ஆய்வுகளும் நிரூபித்துள்ளன.

கொழுப்பு பற்றிய மருத்துவத்தின் அரசியலை, அமெரிக்க வியாபாரத்தை பேலியோ டயட்டின் அடிப்படைக் கருத்துகள் தகர்த்தெறிந்தன என்பதை மறுக்க முடியாது. பேலியோ டயட்டின் வரவால் உலகம் நம்பிக் கொண்டிருந்த கொழுப்பு பற்றிய அச்சம் நீங்கியிருக்கிறது என்பது பேலியோவின் நேர் மறையான அம்சங்களில் ஒன்று.

இந்திய மனநிலையும், உணவுகளும்

பேலியோ டயட் ஏற்படுத்திய தாக்கங்களில் இன்னொரு முக்கியமான அம்சம் - உணவுக்கும், உளவியலுக்கும் உள்ள தொடர்பு பற்றிய நம்முடைய ஆதாரமற்ற நம்பிக்கைகளை தகர்த்தது.

நாம் உண்ணும் உணவுகளில் அசைவ உணவுகள் மோசமானவை. சைவமே சிறந்தது என்ற கருத்தினை உடலியல் ரீதியாக அணுகுவதை விட, இந்திய மக்கள் ஆன்மீக ரீதியாகவே அணுகுகின்றனர். எது உடலுக்கு ஆரோக்கியம் தரும் உணவு? என்பதைத் தாண்டி, எது புனிதமான உணவு என்ற தத்துவத் தளத்துக்குள் உணவு விவாதம் தள்ளி விடப்பட்டது.

அசைவம் சுத்தமற்ற, புனிதமற்ற, அசுரர்களின் உணவு என்ற நம்பிக்கை - அசைவம் சாப்பிடுபவர்களின் மீதான சுத்தமற்ற, புனிதமற்ற பார்வையாக மாறுகிறது. அது நம்பிக்கையாளர்களின் நடவடிக்கைகளிலும் பிரதிபலித்து பல்வேறு சமூக ஏற்றத் தாழ்வுகளுக்கும் காரணமாகிறது.

உணவை கடவுளோடோ அல்லது ஆன்மீகத்தோடோ இணைத்துப் பார்க்க வேண்டியதில்லை. உணவை உடல் நலத்தோடும், பொருளாதாரத்தோடும் இணைத்துப் பார்ப்பதே அறிவியல் பூர்வமான பார்வையை நமக்குள் உருவாக்கும்.

ஒட்டுமொத்த உணவை ஆன்மீக நம்பிக்கை அடிப்படையில் மூன்றாகப் பிரித்து வைத்தார்கள். சாத்வீக உணவு (சத்வம்), ராட்சத உணவு (ரஜோ), தாமச உணவு (தமோ) என்று பிரிப்பதை உணவின் முக்குணங்கள் என்று அழைப்பார்கள்.

சாத்வீக உணவுகளை உண்பவர்களுக்கு அந்த உணவின் குணங்களே இயல்பாக மாறிவிடுகின்றன என்று இந்த உணவுக் கொள்கை விளக்குகிறது. நற்காரியங்களில் மனதைச் செலுத்தும் குணம், மன அடக்கம், புலன் அடக்கம், துன்பங்களைப் பொறுத்துக் கொள்ளும் சகிப்புத் தன்மை, விவேகம், தவம், வாய்மை, மகிழ்ச்சி, நம்பிக்கை,

கருணை, தன்னில் மகிழ்ந்திருத்தல் ஆகிய குணங்களை சாத்வீக உணவுகள் தருவதாக நம்பப்படுகிறது.

அதே போல, தைரியம், ஞானம், வீரம், தானம், ஆசை, முயற்சி, இறுமாப்பு, திமிர், வேற்றுமை எண்ணம், புலனின்பப் பற்று, சண்டைகளில் உற்சாகம், புகழாசை, மற்றவர்களை எள்ளி நகையாடுவது, பிடிவாதம் ஆகிய குணங்களை ராட்சத உணவுகள் தந்து விடுமாம்.

தாமச குண உணவுகள் காமம், வெகுளி, மயக்கம், கலக்கம், கோபம், பேராசை, பொய் பேசுதல், பிறரை இம்சித்தல், யாசித்தல், வெளி வேசம், கலகம், மோகம், கவலை, அச்சம், சோம்பல், பிறரிடம் பொருட்களை எதிர்பார்த்தல், பிறருக்கு கேடு விளைவித்தல் ஆகிய குணங்களைத் தரும் என்று கூறப்படுகிறது.

இந்த மூன்று குணங்களைத் தருகிற உணவுகளில் தலைசிறந்தது – சாத்வீக உணவுகள்தான் என்பது மக்களின் நம்பிக்கையாக இருந்தது. தலை சிறந்த சாத்வீக உணவு எது? என்றால் சந்தேகமே இல்லாமல் சைவ உணவுதான்.

அசைவ உணவுகளை உண்பவர்கள் புனிதமற்ற குணங்களைக் கொண்டிருப்பார்கள் என்பதும், அரக்க குணமும், பிற மனிதர்களைத் துன்புறுத்தும் சிந்தனையும் இவர்களுக்கு இருக்கும் என்பதும் உணவு குறித்த இந்திய நம்பிக்கைகளில் ஒன்று.

ஒரு மனிதனின் இயல்பு என்பது அவனுடைய நடவடிக்கைகளில் இருந்தும், பிறர் அவனிடம் நடந்து கொள்வதில் இருந்தும், அவன் கற்றுக் கொள்ளும் விஷயங்களிலும் இருந்துமே உருவாகிறது என்பதுதான் உளவியல். ஒரு மனிதன் சிந்திப்பதற்கான ஆற்றலைப் பெறுவதற்கும், அதனை நடைமுறைப் படுத்துவதற்கான உடல் ஆற்றலைப் பெறுவதற்குமே உணவு தேவைப்படுகிறது என்பதுதான் உண்மை. ஆனால், உணவு மனநிலையை மாற்றி விடும் என்பதும் தவறான நம்பிக்கை என்பதை அறிவியல் பல வழிகளில் விளக்கியிருக்கிறது. ஆனாலும் கூட, உணவுகளின் முக்குணங்கள் பற்றிய நம்பிக்கைகளின் அடிப்படை சிதைவடையவில்லை என்பதே நடைபெறும் சம்பவங்களின் மூலம் நம்மால் பார்க்க முடிகிறது.

நடைமுறையில் இருந்து ஒரே ஒரு உதாரணத்தைப் பார்த்து விட்டு, பேலியோ இதை எப்படித் தகர்த்தது என்பதை நாம் புரிந்து கொள்ளலாம்.

ஹிட்லர் - எந்த வகை குணம் கொண்டவர்...? பிடிவாதம், புகழாசை, ஆதிக்கம், பிறரை துன்புறுத்தும் இயல்பு, கொலை செய்து குவிப்பது... இவை எல்லாம் சந்தேகமே இல்லாமல் மோசமான குணம்தான். இது நிச்சயம் சாத்வீக குணம் இல்லை. சரிதானே...?

அதே போல, அன்னை தெரசா எந்த வகை குணம் கொண்டவர்...? சந்தேகமே இல்லாமல் சாத்வீக குணம் கொண்டவர்தான். அன்பு, கருணை, பிறர் நலன் மீது கொள்ளும் அக்கறை, கனிவு... என்று சாத்வீக குணங்களைப் பெற்றவர் அன்னை தெரசா.

ஆனால் பிரச்சினை என்னவென்றால், ஹிட்லர் சாத்வீக உணவுகளை உண்டவர். முழு சைவ உணவாளர். அன்னை தெரசா - தமோ, ரஜோ வகை உணவுகளை, அசைவ உணவுகளை உண்டவர். இவர்கள் சாப்பிட்ட உணவுகளின் குணங்கள் எதுவும் அவர்களின் மனநிலையில் மாற்றங்களை ஏற்படுத்தி விட்டதா என்ன...?

உணவின் மூலம் மனநிலையின் அடிப்படையில் எந்த மாற்றத்தையும் ஏற்படுத்தி விட முடியாது என்பதுதான் உண்மை. அப்படி ஏற்படுத்தி விட முடியுமானால், குற்றம் செய்து சிறைச்சாலைகளில் இருக்கும் நபர்களுக்கு தூய சைவ உணவை மட்டும் தொடர்ந்து கொடுத்து வந்தால், அவர்கள் சாத்வீகர்களாக மாறிவிடுவார்களா என்ன? சைவத்தை வலியுறுத்தும் எந்த குழுவோ, அரசோ கூட உணவின் மூலம் மனமாற்றத்தை ஏற்படுத்தும் முயற்சிகளை செய்யவில்லையே...? தமிழக வரலாற்றில் சைவ உணவைப் பின்பற்றும் சைவர்கள், சமணர்கள் எட்டாயிரம் பேரை கழுவேற்றிக் கொன்ற நிகழ்வுகளையும் நம்மால் பார்க்க முடிகிறதே...?

அதே போல, சமீபத்தில் பசு இறைச்சியை சாப்பிடுகிறார்கள் என்ற சந்தேகத்தில் சிலர் அடித்துக் கொள்ளப்பட்டார்கள் அல்லவா...? அடித்துக் கொன்றவர்கள் எந்த வகை உணவை உண்பவர்கள் தெரியுமா...? சாத்வீக உணவை உண்பவர்கள் தான் அவர்கள். அவர்கள் உண்ணும் உணவு அவர்கள் மனங்களில் எந்த மாற்றத்தையும் உருவாக்கவில்லைதானே...?

இப்படி நாம் பேசிக் கொண்டு போவதால், சைவ உணவு மோசமானது என்ற முடிவிற்கு வந்து விட வேண்டாம். சைவமோ அல்லது அசைவமோ மனிதனின் குணமாற்றங்களை ஏற்படுத்தாது என்பதையே நாம் புரிந்து கொள்ள வேண்டும்.

இப்படி முக்குண உணவுகளால் மனிதர்களின் குணங்கள் தீர்மானிக்கப்படுகின்றன என்ற நம்பிக்கையை பேலியோ உணவுகள் உடைத்தெறிந்தன. உடல் நலத் தேவைக்காக பல தீவிர சைவ உணவாளர்கள் பேலியோவின் அசைவ உணவுகளுக்கு மாறினார்கள். ஆனாலும், அவர்களின் மனநிலை அப்படியே தான் இருக்கிறது.

முழு அசைவ உணவுகளை பரிந்துரைக்கும் பேலியோ டயட்டைப் பின்பற்றுபவர்கள் அசைவ உணவின் குணங்களாகச் சொல்லப்படும் எந்த ஒன்றையும் பெற்று விடவில்லை. அவர்கள் இயல்பில் என்ன மனநிலையோடு இருந்தார்களோ, அதே மனநிலையில் தான் அசைவ உணவுகளை அதிகமாகச் சாப்பிட்ட போதும் இருக்கிறார்கள்.

பேலியோ டயட்டின் நேர்மறையான அம்சங்களில் முதல் இரண்டு கொழுப்பு பயத்தை நீக்கியதும், காலம் காலமாக மக்கள் நம்பிக்கையாக இருந்த உணவுகள் மனித குணத்தை மாற்றி விடுகின்றன என்பதைப் போக்கியதும்தான். இந்த மாற்றங்களை நாம் குறைத்து மதிப்பிட முடியாது.

இன்னும் சில நேர்மறை புரிதல்கள்:

❏ கடுமையான உடற்பயிற்சிகள் அவசியமற்றவை என்று பேலியோ டயட் கூறுகிறது. இதைத்தான் இயற்கை மருத்துவர்கள் நூற்றாண்டுகளாகக் கூறி வருகிறார்கள். மூட்டுகளை அசைக்கும் எளிய பயிற்சிகள் செய்யலாம். ஆனால், உடலின் ஆற்றலை பெருமளவில் வீணடிக்கும் தீவிர உடற்பயிற்சிகள் அவசியமில்லை என்பதை பேலியோ வலியுறுத்துகிறது.

❏ சமச்சீர் உணவுக் கொள்கை முழுமையானது இல்லை என்பது பேலியோவின் கருத்துகளில் ஒன்று. இதையும் இயற்கை மருத்துவங்கள் கூறுகின்றன. ஒரு மனிதனுக்கு என்ன தேவை என்பதை ஆய்வகங்களில் பரிசோதித்து பரிந்துரைகளை உருவாக்க முடியாது. ஆய்வக ஆராய்ச்சிகளின் வழியாகக் கண்டுபிடிக்கப்பட்ட சமச்சீர் உணவுமுறை முழுமையானது இல்லை என்பதே இயற்கை மருத்துவங்களின் பார்வை ஆகும்.

❏ அதே போல, கலோரி மதிப்பீடுகளை பேலியோ நிராகரிக்கிறது. உணவின் கலோரி அடிப்படையிலான கணக்குகளை வைத்துக் கொண்டு உடல் நடவடிக்கைகளையோ, உடற்பயிற்சிகளையோ, உணவுகளையோ தீர்மானிப்பது முறையானது அல்ல என்று பேலியோ கூறுகிறது.

❏ இன்னும் பாடி மாஸ் இண்டக்ஸ் முறையின் அளவீடுகளையும், கொழுப்பு தான் இதய நோய்களுக்கான காரணம் என்பதையும் பேலியோ டயட் மறுக்கிறது.

... இவைகள் எல்லாம் பேலியோ டயட்டின் நேர் மறையான அம்சங்கள். அலோபதியும், வணிக அறிவியலும் முன்வைக்கும் பல அடிப்படைக் கருத்துகளை மறுப்பதும், பயன்பாட்டில் நிரூபித்ததும் மிக முக்கியமான அமசங்கள். மக்கள் மனநிலையில் மண்டிக்கிடக்கும் மத அடிப்படையிலான மூட நம்பிக்கைகளையும், அறிவியல் அடிப்படையிலான மூட நம்பிக்கைகளையும் பேலியோவின் உணவுக் கொள்கை தகர்த்தது என்பது வரவேற்கத்தக்கவைகள்.

பேலியோ டயட்டின் எதிர்மறை அம்சங்களையும், அதன் சிக்கல்களையும் அடுத்தடுத்த பக்கங்களில் அலசுவோம்.

முதலில் தமிழின் பேலியோ நூல்கள் முன்வைக்கும் அடிப்படைக் கருத்துகளையும், அவற்றின் முரண்பாடுகளையும் பார்த்து விட்டு வரலாற்று ஆய்வைத் துவங்கலாம்.

பேலியோ டயட் – சில அடிப்படை முரண்பாடுகள்

பேலியோ டயட்டை தமிழகத்தில் மட்டும் பல லட்சம் பேர் பின்பற்றுவதாகக் கூறப்படுகிறது. ஐந்தே ஆண்டுகளில் பேலியோ டயட்டை நோக்கி மக்களை ஈர்த்த விஷயம் எது...? அல்லது விளம்பரம் மூலமாக இவ்வளவு பெரிய மக்கள் கூட்டம் ஈர்க்கப்பட்டிருக்கிறதா...?

நிச்சயமாக விளம்பரமோ, வியாபாரமோ பேலியோவை நோக்கி மக்களை ஈர்க்கவில்லை என்பது வெளிப்படையான விஷயம். தமிழ் மக்களின் ஆரோக்கியத் தேடலும், இப்போது பொதுமக்கள் பின்பற்றி வரும் உணவு முறைகளின் போதாமையுமே அதிகப்படியான நபர்களை பேலியோவை நோக்கி ஈர்த்திருக்கிறது.

பேலியோ டயட்டை அதிவேகமாக பிரபலமடையச் செய்த காரணிகள் சிலவற்றை முதலில் ஆராய்வோம்.

1. உடல் எடை குறைப்பு:

கடுமையான உடற்பயிற்சிகளாலும், பல்வேறு உணவுமுறைகளாலும் சிறிய அளவில் மட்டுமே குறைக்க முடிந்த உடல் எடை, பேலியோவை பின்பற்றும் நபர்கள் மூன்று நேரமும் நன்றாகச் சாப்பிட்டுக் கொண்டே மிக வேகமாக குறைத்து விடுகிறார்கள்.

2. சர்க்கரை நோய்க்கு தீர்வு:

நவீன காலத்தில் பெரும்பாலான மக்களின் பிரச்சினையாகவும், அச்சமாகவும் இருப்பது சர்க்கரை நோய் எனும் டயாபடிக். இந்த சர்க்கரை நோயை எந்த விதமான சிகிச்சையோ, உடற்பயிற்சியோ இன்றி பேலியோ டயட் சரி செய்கிறது. ரத்தத்தில் சர்க்கரையின் அளவு கட்டுப்பாட்டுக்குள்ளேயே இருக்கிறது. சர்க்கரை நோய் முழுமையாகத் தீர்ந்து விடுகிறது.

3. ரத்த அழுத்தத்திற்கு தீர்வு:

விதம் விதமான உணவுக் கட்டுப்பாட்டு முறைகளாலும், கிலோ கணக்கில் மாத்திரை மருந்துகள் சாப்பிட்டும் குணமாகாத ரத்த அழுத்தம் பேலியோ டயட்டில் தீர்க்கப்படுகிறது.

4. சத்துப் பற்றாக்குறைக்கு தீர்வு:

எந்த வகை உணவு முறையைப் பின்பற்றினாலும், சத்து மாத்திரைகள் எடுத்துக் கொண்டாலும் முழுமையடையாத சத்துப் பற்றாக்குறையை பேலியோ டயட் சரி செய்கிறது. ஏனெனில், இறைச்சி உணவு என்பது முழுமுதல் உணவாக பேலியோவால் முன்வைக்கப்படுகிறது. உலகில் எந்த ஒரு உணவை தனியாக சாப்பிட்டு வந்தாலும் உடலிற்குத் தேவையான சத்துகளை கொடுக்க முடியாது. ஆனால், இறைச்சியை தனி உணவாக உட்கொண்டு வந்தால் அது முழுமுதல் உணவு என்பதால் சத்துத் தேவையை அதுவே பூர்த்தியாக்கும்.

5. பேலியோ உணவு முறையால் எந்த பாதிப்பும் இல்லை:

பேலியோ உணவுகள் மிகவும் பாதுகாப்பானவை. அவற்றை எடுத்துக் கொள்வதால் எந்த பாதிப்பும் ஏற்படாது.

இந்த ஐந்து காரணிகளே பெரும்பாலான மக்களை பேலியோ டயட்டை நோக்கி ஈர்த்த அம்சம். உண்மையில் இந்த நான்கு பிரச்சினைகளை பேலியோ டயட் தீர்க்குமானால், தமிழக மக்கள் மட்டுமல்ல... உலக மக்கள் அனைவருமே பேலியோவை நோக்கி வந்து விடுவார்கள் என்பதுதான் உண்மை.

ஆனால், அமெரிக்காவிலும் – இங்கிலாந்திலும் ஏற்கனவே நடைமுறையில் இருக்கும் பேலியோ டயட் அங்கு பெரும்பகுதி மக்களால் பின்பற்றப்படவில்லை. ஆனால், தமிழகத்தில் மிக வேகமாகப் பரவி, ஆதரவு பெருகி வருகிறது என்பது முரணாக இருக்கிறதே...

முதலில் மேலே குறிப்பிடப்பட்டுள்ள நான்கு சிக்கல்கள் பேலியோ டயட்டில் தீர்கிறதா என்பதை பேலியோ பற்றி வந்துள்ள நூல்களின் வழியாகவே அறியலாம்.

பேலியோ குழுவைச் சேர்ந்த சங்கர் ஜி என்பவர் எழுதிய "பேலியோ சந்தேக நிவாரணி" எனும் நூல் என்ன கூறுகிறது என்பதை சில கேள்வி – பதில்களின் மூலம் பார்க்கலாம்.

உடல் எடை குறைப்பு

> கேள்வி: எனக்கு பேலியோ துவங்கி நல்ல எடைக்குறைப்பு நிகழ்ந்தது. ஆனால், என் தொப்பை மட்டும் குறையவில்லை. நான் என்ன செய்ய வேண்டும்? பேலியோவில் தொப்பையை குறைக்க வழி இருக்கிறதா...?
>
> பதில்: ஸ்பாட் ரிடக்சன் என்று சொல்வார்கள் குறிப்பிட்ட உடல் பாகத்தை மட்டும் குறைப்பது. அது சாத்தியம் இல்லை. உடல் கொழுப்பு சேரும் இடத்தில் வயிற்றுப் பகுதி என்பது ரிசர்வ் பாங்க் போன்றது. உடல் ஏன் இங்கே கொழுப்பை சேமிக்கிறது என்றால், பஞ்சம் வரும் ஆபத்துக் காலங்களில் நாம் சேர்த்து வைத்துள்ள கொழுப்பு மூலம் பாதுகாக்கத்தான். உடல் எடையோடு, நடைப்பயிற்சி, உடற்பயிற்சியுடன் உடலிலுள்ள கொழுப்பைக் குறைத்து தசைகளை ஏற்றும் பொழுது இது குறையும். வயிற்றை மட்டுமே குறைப்பது சாத்தியம் இல்லை.

உடல் எடை மற்றும் தொப்பை குறைப்புதான் பேலியோ டயட்டில் முன்வைக்கப்படும் முக்கிய விஷயங்கள். ஆனால், சிலருக்கு தொப்பை குறைவு என்பது பேலியோ மூலம் நிகழவில்லை என்பதே இக்கேள்வி எழுவதற்கான காரணம். ஆக, பேலியோ பின்பற்றும் எல்லாருக்கும் உடல் எடையும், தொப்பையும் குறைவதில்லை. சிலருக்கு குறையாமலும் இருக்கிறது என்பதையும் கவனத்தில் கொள்ள வேண்டும். கூடுதலாக, எந்த உடற்பயிற்சியும் தேவையில்லை என்று துவக்கத்தில் சொன்ன பேலியோ முறை, அதன் மூலம் முழு பலனில்லை என்ற கேள்வி வரும் போது நடைப் பயிற்சி, உடல் பயிற்சியை இணைத்துக் கொள்ளுமாறு பரிந்துரைப்பதையும் நாம் புரிந்து கொள்ள வேண்டும்.

சர்க்கரை நோய்

> கேள்வி: சர்க்கரை வியாதி பேலியோவில் குணமாகிறதா? கட்டுப்பாட்டுக்குள் வருகிறதா..?
>
> பதில்: நேரடியாகவும், மறைமுகமாகவும் ரத்தத்தில் க்ளுக்கோஸ் எனப்படும் ரத்த சர்க்கரை அளவுகளை ஏற்றும் உணவுகளை பேலியோவில் உண்பதில்லை. இதனால் பேலியோவில் இருக்கும் போது ரத்த சர்க்கரை அளவுகள் கட்டுப்பாடில்லாமல் ஏறுவதில்லை. ரத்தத்தில் சர்க்கரை அளவுகள் சரியாக இருக்கும் போது அவருக்கு டயாபடிக் மருந்துகள் தேவைப்படுவதில்லை.

ஆக, பேலியோவில் இருக்கும் வரை அவர் டயாபடிக்கில் இல்லாமல் நார்மலாக இருக்கிறார். அதனின்று விலகி காமன்மேன் உணவுகளை உண்ணும் போது டயாபடிக்காக மாறுகிறார்.

உணவின் மூலம் டயாபடிக்கை கட்டுக்குள் வைப்பது குணப்படுத்துதலா இல்லை, கட்டுப்பாட்டில் வைக்கிறதா என்பதை உங்கள் முடிவுக்கே விட்டு விடுகிறேன்.

சர்க்கரை வியாதிக்கு ஒரு தீர்வு என்று முன்வைக்கப்படும் பேலியோ டயட்டை பின்பற்றும் வரை மட்டுமே ரத்த சர்க்கரை அளவு கட்டுப்பாட்டுக்குள் இருக்கிறது. எப்போது பேலியோவிலிருந்து விலகி, சாதாரண உணவுகளுக்குச் செல்கிறாரோ அப்போதே சர்க்கரை அளவு ரத்தத்தில் அதிகமாகி விடுகிறது. அதாவது, சர்க்கரை நோய்க்காக அலோபதி ஒரு மருந்தினை பரிந்துரைக்கிறது. அதனை உட்கொள்ளும் வரை நோயாளியின் ரத்த சர்க்கரை அளவு நார்மலாக இருக்கிறது. அந்த மருந்துகளை நிறுத்தியவுடன் மறுபடியும் சர்க்கரை அளவு தாறுமாறாக மாறுகிறது. அப்படியானால், சர்க்கரை நோய்க்கு தீர்வு கிடைத்து விட்டது என்று அர்த்தமா...? நிச்சயமாக இல்லை. சர்க்கரை நோய் அப்படியே இருக்கிறது. எதையாவது பின்பற்றும் வரை ரத்த அளவு மட்டும் கட்டுப்பாட்டில் இருக்கிறது என்று தான் அர்த்தம். எனவே, பேலியோ சர்க்கரை நோயை முழுமையாகத் தீர்க்கிறது என்பதில் உண்மையில்லை. பேலியோ உணவுகளை உண்ணும் போது ரத்தத்தில் சர்க்கரை அளவு குறைவாக உள்ளது என்பது மட்டுமே உண்மை. இது பேலியோ என்றில்லை... உலகம் முழுவதும் பலவகையான உணவு முறைகளின் மூலம் ரத்த சர்க்கரை அளவைக் குறைப்பது சாத்தியம்தான். ஆனால், எந்த உணவு முறையும் முழுமையாக சர்க்கரை நோயைத் தீர்ப்பதில்லை. முறையான சிகிச்சையும் அவசியம்.

ரத்த அழுத்தம்

கேள்வி: பேலியோவில் பலருக்கு ரத்த அழுத்தம் சரியானதாகப் பதிவு செய்திருக்கிறார்கள். நான் பேலியோவை மிகச் சரியாகப் பின்பற்றி வருகிறேன். எனினும், என் ரத்த அழுத்தம் நார்மல் ரேஞ்சுக்கு வரவில்லை.

பதில்: சிலருக்கு பி.பி பேலியோவில் இருந்தாலும் கட்டுக்குள் வராமல் இருக்கும். அவர்கள் மருத்துவர்கள் ஆலோசனைப்படி மருந்து உட்கொள்ள வேண்டும். சுகர் மற்றும் பி.பி. சரியான அளவில் இல்லை என்றால் ஸ்ட்ரோக், கிட்னி பழுதடைதல் போன்ற பிரச்சினைகள் ஏற்படலாம். எனவே தகுந்த மருத்துவ ஆலோசனை அவசியம்.

பேலியோ டயட்டை நோக்கி மக்கள் ஈர்க்கப்படுவதற்கான இன்னொரு காரணம் சிகிச்சை எதுவும் எடுக்க தேவையிருக்காது, ரத்த பரிசோதனை முடிவுகள் கட்டுப்பாட்டுக்குள் இருக்கும் என்பதுதான். ஆனால், பி.பி. அளவு சிலருக்கு கட்டுப்படாமல் போகலாம் என்பதும், அப்படி இருந்தால் மருந்து, மாத்திரைகள் அவசியம் என்பதையும் மேற்கண்ட கேள்வி பதில் விளக்குகிறது. கூடுதலாக, பி.பி, சுகர் அளவு சரியாகவில்லை என்றால் ஸ்ட்ரோக், கிட்னி பழுதடைதல் போன்ற பிரச்சினைகள் வரலாம் என்ற அலோபதி மருத்துவத்தின் பயமுறுத்தலும் இணைந்து கொள்கிறது. இந்த உணவுமுறையில் உடல் நிலை சரியாகவில்லை என்றால், வேறு மருத்துவத்தை நாடுங்கள் என்ற பரிந்துரைதானே நேர்மையானதாக இருக்க முடியும்?

சத்துக் குறைபாடு

கேள்வி: பேலியோ உணவுமுறை துவங்கி எனக்கு எடைக்குறைப்பு நன்றாக இருக்கிறது. ஆனால், என் தலை முடி வெகுவாக உதிர்கிறது. தலையில் முடியே இருக்காதோ என்ற அளவிற்கு அது உதிர்கிறது. இது ஏன்? இதற்கு என்ன தீர்வு?

பதில்: பொதுவாகவே எடை குறையும் பொழுது, எடைக் குறைப்பு டயட்களில் தலைமுடி உதிர்வது நடக்கும். சிலருக்கு புரதச் சத்துக் குறைபாடு, பயோட்டின் குறைபாடு காரணமாகவும் இது நடக்கும். நல்ல புரத உணவுகள், கீரை, காய்கறி, கறிவேப்பிலை, நீர், நல்ல உறக்கம், மன அமைதி, கண்ட கெமிக்கல்கள் உபயோகப் படுத்தாமல் இருப்பது, குளிர்ந்த நீரில் தலை குளிப்பது போன்றவை உதவும்.

கேள்வி : வைட்டமின் டி உடலில் ஏற்றுவதற்கு சூரியக் குளியல் போதுமா? அல்லது சப்ளிமெண்ட் அவசியமா?

பதில் : முதன்முதலில் மிகக் குறைந்த அளவு வைட்டமின் டி3 அளவுகளோடு வந்து பேலியோ முயற்சிப்பவர்கள், சப்ளிமெண்ட் + சன் பாத் இரண்டையும் சேர்த்து எடுப்பது நல்லது. குறிப்பாக பெண்கள் சப்ளிமெண்ட் உண்பது வெகு விரைவாக அவர்கள் உடல் வைட்டமின் டி3 கிரகிக்க உதவும். உங்களுடைய வைட்டமின் டி3 அளவுகள் 25 ற்கு மேல் இருந்தால் சூரியக் குளியல் மூலமாகவே அதை மேம்படுத்தலாம்.

கேள்வி : வைட்டமின் டி ப்ரோட்டாகால் என்றால் என்ன? அது ஏன் பேலியோவில் பரிந்துரைக்கப்படுகிறது?

பதில் : வைட்டமின் டி3, கே2, எம்கே 7, மக்னீசியம் க்ளைசினேட் போன்ற சத்துக்களே வைட்டமின் டி ப்ரோட்டாகால். வைட்டமின் டி அளவுகள் மிகவும் குறைந்து காணப்படும் மக்கள் இதை சிறிது செலவு என்றாலும் சப்ளிமெண்டாக மூன்று மாதங்களாவது உண்பது நல்லது. அதன் பிறகு உங்கள் உணவு முறை மூலமாகவே நீங்கள் அடைய முடியும்.

மேற்கண்ட சத்துப் பற்றாக்குறை பதில்களின் மூலம் நமக்கு ஒன்று புரிந்திருக்கும். பேலியோ டயட்டில் முதலில் சொல்லப்பட்டது போல, இறைச்சி என்பது முழுமுதல் உணவாக இல்லை. அலோபதி பரிந்துரைப்பது போல, சத்துக்கள் தனியாகவும் தேவைப்படுகின்றன. சத்துத் தேவைக்காக வெயிலில் நிற்பதில் துவங்கி வைட்டமின் மாத்திரைகள் வரை சாப்பிட வேண்டிய பரிந்துரைகளை பேலியோ டயட்டில் கொடுக்கிறார்கள். ''பேலியோ டயட் சந்தேக நிவாரணி'' எனும் அதே நூலில் சத்துகள் தொடர்பான கீழ்க்கண்ட பரிந்துரை வெளியிடப்பட்டிருக்கிறது...

பரிந்துரை

> உங்களுக்கு விட்டமின் டி குறைபாடு, பி 12 குறைபாடு, ஒமேகா 3, இரும்புச் சத்துக்களுக்காக சப்ளிமெண்ட்கள் பரிந்துரைக்கப்படலாம். அவற்றை உங்கள் மருத்துவரிடம் கலந்தாலோசித்து சரியாக பேலியோ உணவுடன் உண்டால் மட்டுமே எடைக்குறைப்புடன் உடல் நலம் சரியாக மீளும்.

அப்படியானால், பேலியோ என்பது உடலின் அனைத்து சத்துத் தேவைகளையும் போக்கும் 'சர்வதேவை நிவாரணி' அல்ல என்பதைப் புரிந்து கொள்ள வேண்டும். வெறும் இறைச்சி மட்டும் உடலின் அனைத்துத் தேவைகளையும் நிறைவேற்றி விடாது. பேலியோ பட்டியலுக்கு வெளியில் இருக்கும் உணவுகளை எடுத்துக் கொள்ளும்படி பரிந்துரைப்பதற்குப் பதிலாக, சப்ளிமெண்ட் எனப்படும் துணை உணவுகளும், விட்டமின், மாத்திரைகளும் பரிந்துரைக்கப்படுகின்றன.

பேலியோவில் பாதிப்பு உண்டா...?

> கேள்வி : நான் பேலியோவை நூறு நாள் கடைபிடித்து 10 கிலோ எடை குறைத்தேன். அதன் பிறகு இரண்டு மாதம் கடைபிடிக்காததால் மீண்டும் என் எடை 7 கிலோ கூடி விட்டது. இப்போது நான் மீண்டும் பேலியோ முயற்சிக்கலாமா? இப்படி விட்டு விட்டு உணவை மாற்றுவதால் ஏதும் பாதிப்பு வருமா?
>
> பதில் : நிச்சயம் பாதிப்பு ஏற்படும். உடல் எடைக் குறைப்பிற்காக இந்த உணவை முயறசிக்க வேணடாம என்று சொல்வதற்கான காரணம் இதுதான. இது ஒரு வாழ்வியல் முறை. உணவில், மனதில் கட்டுப்பாடு இல்லாதவர்கள் பேலியோவை முயற்சிக்காமல் இருப்பதே நல்லது. அதிக கொழுப்பும், அதிக இனிப்பு (கார்ப்) உணவுகளும் உடலுக்கு பல பிரச்சினைகளைக் கொடுக்கும்.

கேள்வி: பேலியோ உணவுமுறையை முயற்சித்து எடை குறைந்த பிறகு நான் மீண்டும் என்னுடைய பழைய உணவு முறைக்கு திரும்பலாமா?

பதில்: முதலில் நீங்கள் ஏன் பேலியோவிற்கு வருகிறீர்கள்? என்ற கேள்வி இங்கே எழுகிறது. உடல் எடை, சர்க்கரை நோய், சொரியாசிஸ், பிசிஓடி போன்ற ஏதோ ஒரு பிரச்சினைக்காக நீங்கள் பேலியோவை முயற்சிக்கிறீர்கள் என்றால், அந்த உடல் பிரச்சினை உங்களுக்கு வந்த காரணம் நீங்கள் திரும்பிச் செல்ல எண்ணக் கூடிய உங்கள் பழைய உணவு முறைதானே...? மீண்டும் அதே உணவு முறைக்குத் திரும்பச் சென்றால் பேலியோவால் கிடைத்த ஆரோக்கியத்தை நீங்கள் இழப்பீர்கள். உங்கள் உபத்திரவம் செய்த பிரச்சினைகள் மீண்டும் வரும் என்பதைத் தவிர இதனால் உங்களுக்கு என்ன பலன் கிடைக்கும்? ஆகவே, பேலியோ என்பது வாழ்க்கை முறை என்று அறிந்து, தெளிந்து கடைப்பிடித்து ஆரோக்கியமாக வாழ்வதே புத்திசாலித்தனம்.

ஆக, பேலியோ டயட் என்பது ஒரு வழிப்பாதை. மறுபடியும் நடைமுறை வாழ்க்கைக்கு திரும்பினால் சரியான நோய்கள் திரும்பி வரும் என்பதை மேற்கண்ட பதில்கள் தெளிவு படுத்துகின்றன. ரசாயன மருந்துகளில் கூட மருந்தை நிறுத்தி விட்டால், நோய்கள் திரும்பி வரும் என்று சில நோய்களிலாவது சொல்ல மாட்டார்கள். பேலியோவில் எல்லா நோய்களும் திரும்பி வரலாம் என்று பயமுறுத்துவது சிக்கலான விஷயம்தான்.

உடல் எடை அனைவருக்கும் குறையாது, சர்க்கரை அளவு கட்டுப் பாட்டில் மட்டுமே இருக்கும், பி.பி. இருந்தால் மாத்திரைகள் சாப்பிட வேண்டும், சத்துக் குறைபாட்டிற்கு சப்ளிமெண்ட்கள் எடுத்துக் கொள்ள வேண்டும், பேலியோவில் இருந்து மாறி விட்டால் சரியான எல்லா நோய்களும் திரும்பி வந்து விடும்... என்று பேலியோ நிபுணர்கள்தான் சொல்கிறார்கள்.

இதுவரை நாம் பார்த்த விஷயங்கள் அனைத்தும் ஒரே பேலியோ குழுவினரால் முன்வைக்கப்படும் விஷயங்கள் தான்.

அப்படியானால், பேலியோவில் வெவ்வேறு குழுக்கள் உள்ளனவா..? ஆமாம். பலவகையான பேலியோ குழுக்கள் உலகம் முழுவதும் இயங்குகின்றன.

தமிழில் முதன் முதலில் பேலியோவைப் பற்றி அறிமுகம் செய்த ஆரோக்கியம் & நல்வாழ்வு குழுவினரின் நூல்களை மட்டும்தான் நாம் இதுவரை மேற்கோள்களுக்கு பயன்படுத்தி இருக்கிறோம்.

தமிழகத்தில் தந்தை பெரியார் பல ஆண்டுகளுக்கு முன்பே முழு அசைவம் சாப்பிடும் உணவைப் பற்றி பேசியிருக்கிறார். எனவே அவர்தான் தமிழகத்தின் பேலியோ முன்னோடி என்று சொல்லும் பெரியார் பேலியோ குழு ஒன்று தமிழகத்தில் இயங்குகிறது.

பேலியோவில் பால் சாப்பிடக் கூடாது என்று சொல்லும் குழு, பால் சாப்பிடலாம் என்று சொல்லும் குழுக்கள் இருக்கின்றன. பேலியோவில் அசைவம் மட்டும்தான், சைவ பேலியோ என்பதே போலியானது என்று சொல்லும் குழுக்கள் ஒரு புறம்.

மேலை நாட்டு பேலியோ குழுக்களில் மது அருந்தலாம் என்று சொல்லும் பேலியோ குழுக்கள், மது அருந்தக் கூடாது என்று சொல்லும் பேலியோ குழுக்கள்... என உலகம் முழுவதும் பல வகையான பேலியோ குழுக்கள் இயங்குகின்றன. ஆனால், தமிழ்நாட்டைப் போன்று எங்கும் அதிரடியாக, கூட்டம் உருவாகவில்லை.

எனவே, தமிழகத்தில் பெரும்பான்மையாக பின்பற்றப்படும் பேலியோ குழு முன்வைக்கும் கருத்துகள் அடிப்படையிலேயே நாம் ஆய்வைத் தொடர்வோம்.

ஆதி மனிதனின் உணவு அசைவம் மட்டுமா...?

பேலியோ முறை முன்வைக்கும் அடிப்படையான வாதம் – ஆதிமனிதனின் உணவுகளாக கொழுப்பும், புரதமும் நிறைந்த அசைவம் மட்டுமே இருந்தது. மனிதன் தோன்றிய காலத்திலிருந்து சுமார் பத்தாயிரம் ஆண்டுகளுக்கு முன்பு வரை அசைவ உணவை மட்டுமே உண்டு வந்தான். எனவே, மனித ஜீன்களில் 99.99% இந்த உணவு முறையை மட்டுமே ஏற்றுக் கொள்ளும் என்று கூறுகிறது பேலியோ.

மேலோட்டமாகப் பார்த்தால் உண்மை போலவே தெரியும் இந்த விஷயத்தை இன்னும் கொஞ்சம் ஆழமாகப் போவது அவசியம். வரலாறு முக்கியம் அல்லவா...?

சுமார் 26 லட்சம் ஆண்டுகளுக்கு முன்பு ஹோமோ வகை மனித இனம் தோன்றியது. அதற்கும் முன்பு ஆஸ்திரிலொபிதிகஸ் வகை மனித இனம் சுமார் 32 லட்சம் ஆண்டுகளுக்கும் முன்பு வாழ்ந்ததற்கான தடயங்களும், தொல் பொருள் எச்சங்களும் கிடைத்துள்ளன. அந்தக் காலத்தில் வாழ்ந்த ஒரு பெண்ணின் சடலம் தொல் பொருள் ஆய்வில் கிடைத்துள்ளது. அதற்கு ஆய்வாளர்கள் லூசி என்ற பெயரைச் சூட்டியிருக்கிறார்கள். தமிழில் மூதாய் என்று அழைக்கிறார்கள்.

32 லட்சம் ஆண்டுகளுக்கு முன்பு வாழ்ந்த லூசியின் எலும்புக்கூட்டையும், அதன் அருகில் கிடைத்த பொருட்களை ஆய்வு செய்ததில் லூசி சார்ந்த இனத்தின் உணவுகள் பற்றிய தரவுகள் கிடைத்துள்ளன. விலங்குகளின் இறைச்சியை கற்களால் துருவி எடுத்து உண்ட சுவடுகளும், பழங்கள், விதைகள் போன்றவற்றை உணவாகப் பயன்படுத்தியதையும் ஆய்வாளர்கள் நிரூபிக்கின்றனர்.

ஆக, ஆதிமனிதர்கள் என்று நாம் அழைக்கும் ஹோமோ இன மனிதர்களுக்கும் முன்னதாக வாழ்ந்தவர்கள் கொழுப்பும், புரதமும் உள்ள அசைவம் மட்டும் சாப்பிடவில்லை.

மாவுச்சத்தும், இனிப்பும் உள்ள பழங்களையும், விதைகளையும் சாப்பிட்டிருக்கிறார்கள் என்பது தான் வரலாறு.

இதற்குப் பின்பு உருவான ஹோமோ பேரினத்தின் மனித இனங்களும் வேட்டையாடி உணவு உண்ணும் வேட்டைச் சமூகமாகவே இருந்துள்ளன. அப்போதும் விலங்குகளை வேட்டையாடி உணவாக உண்டு வந்தனர். ஆனாலும், பழங்களையோ, விதைகளையோ, தாவரங்களையோ உண்டதை யாரும் மறுக்க முடியாது.

பழைய கற்காலத்தை மேல் பழைய கற்காலம், கீழ் பழைய கற்காலம், நடு பழைய கற்காலம் என்று பலவாகப் பிரித்து ஆய்வுகள் மேற்கொள்ளப்பட்டுள்ளன. ஆதி மனித இனங்களின் உணவுகளில் பழங்களும், விதைகளும் முக்கியப் பங்கு வகித்ததை தொல் பொருள் ஆய்வுகள் உறுதிப்படுத்துகின்றன.

விவசாயம் கண்டுபிடிப்பதற்கு முன்பே காட்டுத் தாவரங்களையும், அவற்றின் விதைகளையும், பழங்களையும் அசைவ உணவோடு சேர்த்து ஆதி மனிதர்கள் பயன்படுத்தினர். நமக்கு கிடைத்துள்ள ஏராளமான ஆதாரங்களில் இவற்றைக் காண முடியும். அதோடு தேனின் பயன்பாடும் தவிர்க்க முடியாததாக இருந்திருக்கிறது.

உலகில் இப்போது எஞ்சியிருக்கும் பழங்குடி மக்கள், காடுகளில் வாழும் இனக்குழு மக்களின் உணவு முறையில் தேனும், பழங்களும், விதைகளும், கிழங்குகளும் இல்லாத உணவுகளைப் பார்க்க முடியாது. மலேசியப் பூர்வகுடிகளான பூமிபுத்திரர்களாக இருந்தாலும் சரி, ஜாவா தீவின் மக்களாக இருந்தாலும் சரி, இந்தியாவில் எஞ்சியிருக்கும் பாதுகாக்கப்பட்ட பழங்குடிகளான அந்தமான் ஜாரவாஸாக இருந்தாலும் சரி இனிப்பான பழங்களும், மாவுச் சத்து அதிகமுள்ள கிழங்குகளும், தேனும் உணவுகளில் முக்கியப் பங்காற்றுகின்றன.

தேன் குறித்த சில சுவாரசியமான செய்திகளை உணவின் வரலாறு நூலில் பா.ராகவன் குறிப்பிடுகிறார். அவற்றில் சிலவற்றைப் பார்க்கலாம்.

❑ மானுடவியல் ஆய்வுகளின் படி ஆதாம் ஆப்பிள் சாப்பிட்டிருப்பாரானால் அவருடைய காலம் கி.மு. எட்டாயிரத்துக்கு முன்பாக இருந்திருக்க முடியாது. ஏனெனில் அப்போதுதான் கிழக்கு கஜகஸ்தானில் உள்ள தீன் ஷான் மலைப்பகுதியில் உலகத்தில் முதன் முதலாக ஆப்பிள் விளைந்ததற்கான ஆதாரங்கள் கிடைத்துள்ளன. கி.மு.

எட்டாயிரத்தில் மனிதன் ஆப்பிள் சாப்பிட்டிருக்கிறான். அதற்கும் ஆயிரம் வருடங்களுக்கு முன்பு, ஆட்டுக் கறி சாப்பிட்டிருக்கிறான். அதற்கும் பல காலம் முன்பு பன்றிக் கறி, குதிரைக் கறி. அதற்கும் முன்னால் இலை, தழைகள், விதைகள், பழங்கள். அதற்கும் முன்னால் தேன்.

- கிரேக்கர்கள் தங்கள் உணவுகளில் கோழி முட்டைகள், வாத்து முட்டைகளை உடைத்து அதோடு தேன் ஊற்றிச் சாப்பிடும் பழக்கம் கொண்டவர்கள்.
- கனடாவில் வசித்து வந்த ஆதிவாசிகள் ரோஜா இதழ்களை தேனோடு சேர்த்து மெல்லும் வழக்கத்தைக் கொண்டிருந்தனர்.
- அரேபிய மக்கள் தேனை புனிதமான உணவாக கருதினார்கள். தாங்கள் சொல்வது உண்மை என்று உறுதிப்படுத்துவதற்காக 'தேனின் மீது சத்தியமாக' என்று சொல்லும் பழக்கம் பழைய அரேபியாவில் இருந்திருக்கிறது.
- பாலஸ்தீனில் இருந்த பழைய ஹீப்ரு மொழியில் தேன் என்ற சொல்லை டிபர் என்று அழைப்பார்கள். இதைத்தான் டாபர் என்ற பெயரில் தேன் விற்கும் நிறுவனம் பயன்படுத்துகிறது.
- இந்திய வேதங்களில், கிரேக்க புராணங்களில், பண்டைய சீன நாடோடிக் கதைகளில், மத்திய அமெரிக்க தொன்மங்களில் தேன் இல்லாத குறிப்புகளே இல்லை.
- ஆரியர்கள், பாபிலோனியர்கள், சுமேரியர்கள், எகிப்தியர்கள்... இவர்களில் யாராவது இறந்தால் தேன் இல்லாமல் அவர்கள் இறுதிச சடஙகு நடககாது.
- மத்திய அமெரிக்காவில் இருந்த மாயன் நாகரீக மக்கள் தேன் எடுக்கும் போது அதை நக்குபவன் ரத்த வாந்தி எடுத்து செத்துப் போவான் என்று நம்பினார்கள்.

... இப்படி ஆதி காலம் துவங்கி, நவீன காலம் வரைக்கும் தேன் இல்லாத உணவும், பழக்கங்களும் இல்லை.

ஆதி மனித இனம் அனைத்தும் இனிப்பைத் தவிர்த்து விட்டு, அசைவங்களை மட்டும் உண்டு வாழவில்லை.

இன்னொரு அதிர்ச்சியான தகவலை சமீபத்திய ஆய்வுகள் கண்டுபிடித்தன. ஆதி மனிதர்களில் சைவர்களும் இருந்தார்கள் என்பதுதான் அது.

நியாண்டர்தால் என்ற இனமே மனிதர்கள் இல்லை. மனிதர்கள் போல இருந்த குரங்குகளின் இனம் என்று சொல்லும் விஞ்ஞானிகளும் இருக்கிறார்கள். நாம் அந்த சர்ச்சைக்குள் போக வேண்டாம். நியாண்டர்தால் மனிதர்களின் மண்டை ஓடுகள் முதன் முதலாக 1856 இல் ஜெர்மனியில் இருக்கும் ஒரு குகையில் கண்டெடுக்கப்பட்டது. இதுவரை நியாண்டர்தால் மனிதர்களைப் பற்றிய பலகட்ட ஆராய்ச்சிகள் நடைபெற்று வந்திருக்கின்றன. இதுவரை நியாண்டர்தால் மனிதர்கள் முழு அசைவர்கள் என்ற கருத்து மட்டுமே இருந்து வந்தது.

சமீபத்தில் ஆஸ்திரேலிய ஆராய்ச்சியாளர் லாரா வேரிச் மேற்கொண்ட ஆய்வு முக்கியமானது. பெல்ஜியம் நாட்டு ஸ்பை எனும் குகையில் கிடைத்த ஒரு மண்டை ஓடும், ஸ்பெயினில் எல் சிட்ரன் குகையில் கிடைத்த இரண்டு மண்டை ஓடுகளும் ஆய்வுக்குட்படுத்தப்பட்டன. மண்டை ஓடுகளில் இருந்த பற்களை ஆய்வு செய்ததில் அவர்கள் அசைவம் சாப்பிட்டதற்கான எந்த ஒரு அறிகுறியும் தெரியவில்லை. தேவதாரு கொட்டைகள், பாசிகள், மரப்பட்டைகள், காளான்கள் போன்றவற்றைச் சாப்பிட்டு சுத்த சைவர்களாக இருந்திருக்கிறார்கள்.

"இருக்கும் இடத்தில் கிடைக்கும் உணவை உண்டு வாழ்வதுதான் நியாண்டர்தால்களின் வாழ்க்கை முறையாக இருந்திருக்கிறது. அசைவ உணவுகளை மட்டுமே நியாண்டர்தால்கள் சாப்பிட்டார்கள் என்பது முழுக்கவே தவறானது. சைவம் மட்டுமே சாப்பிட்ட நியாண்டர்தால்களும் இருக்கவே செய்திருக்கிறார்கள். நியாண்டர்தால்களின் பழக்கமே பின்பு தோன்றிய மனிதர்களிடம் வந்திருக்கிறது.

சூழலுக்கு ஏற்ற உணவுகளைச் சாப்பிட்டதால்தான் பல கண்டங்கள் கடந்தும், பல்லாயிரம் ஆண்டுகளாய் மனித இனம் வளர்ச்சி கண்டுள்ளது" என்று கூறுகிறார் ஆய்வாளர் லாரா வேரிச்.

நியாண்டர்தால்கள் முதல் நவீன மனிதர்கள் வரை சூழலுக்கேற்ற உணவுகளை உண்டு வாழ்ந்திருக்கிறார்கள் என்பதே உண்மை. ஒற்றை உணவு என்பது மனித வரலாற்றில் எப்போதும் இல்லை. பன்மைத்தன்மை என்பதுதான் உயிர் வாழ்வின் ரகசியம்.

இந்தப் பகுதியில் நாம் பார்த்த செய்திகளில் இருந்து ஆதி மனிதர்கள் அசைவம் சாப்பிட்டார்கள் என்பதும், அவற்றோடு பழங்கள், கிழங்குகள், கொட்டைகள், தாவரங்கள் என கிடைக்கின்ற அனைத்தையும் சாப்பிட்டார்கள் என்பதையும் புரிந்து கொள்ள

முடியும். எனவே, பேலியன்கள் எனும் கற்கால மனிதர்கள் முற்றிலும் அசைவம் மட்டுமே சாப்பிட்டார்கள் என்பதும், அவர்கள் மாவு மற்றும் இனிப்பு பொருட்களை அறவே தவிர்த்தார்கள் என்பதும் முழு கற்பனை.

அதே போல, மனிதர்களால் விவசாயம் கண்டுபிடிக்கப்படுவதற்கு முன்பிருந்தே தானியங்கள் புழக்கத்தில் இருந்ததை இன்னொரு ஆய்வு உறுதி செய்துள்ளது.

ஆஸ்திரேலியாவின் சிட்னி பல்கலைக்கழகம் வெளியிட்டுள்ள ஆராய்ச்சிக் கட்டுரையும், நியூயார்க் டைம்ஸ் பத்திரிகையின் செய்திக் கட்டுரையும் கற்காலத்தின் தானியப் பயன்பாட்டை உறுதி செய்கின்றன. சுமார் 33,000 ஆண்டுகளுக்கு முன்பே தானியங்கள் அரைப்பதற்கான கற்கள் பயன்படுத்தப்பட்டுள்ளன என்பது அகழ்வாராய்ச்சி மூலம் கிடைத்த பொருட்கள் உறுதி செய்கின்றன. மனித ஜீன்களில் கிடைத்துள்ள அமைலேஸ் ஜீன்களின் எண்ணிக்கை பத்திற்கும் அதிகமாக இருப்பதால் கற்காலத்திலேயே தானியங்கள் உண்டுவந்தார்கள் என்றும் ஆய்வு உறுதி செய்கிறது. இது குறித்த கட்டுரை ஒன்று இங்கிலாந்தின் டெலக்ராப் பத்திரிகையிலும் வெளிவந்துள்ளது.

மனிதர்களின் ஜீனில் 99.99% உருவாகி விட்டதாகச் சொல்லப்படும் கற்காலத்திலேயே இனிப்புப் பொருட்களையும், மாவுப் பொருட்களையும் சாப்பிட்டு வந்துள்ளதால் நம் ஜீன்களில் அவற்றை தகவமைக்கும் தன்மை ஆதி காலம் முதலே இருந்து வந்திருக்கிறது என்பதுதான் அறிவியல்.

மனித ஜீன்கள் அச்சில் வார்க்கப்பட்ட, மாற்றமே இல்லாத ஒன்றாக கூறப்படுவதே அபத்தமானது. மனிதர்களின் வாழ்வியலும், உணவுகளும் படிப்படியாக ஜீன்களின் கட்டமைப்பை மெதுவாக மாற்றுகின்றன என்பதே மரபியல். ஏற்கனவே இருக்கும் ஜீன்களுக்குத் தகுந்த உணவுகளையே சாப்பிட வேண்டும் என்றால் மனித வளர்ச்சியில் எந்த மாற்றமும் நிகழ்ந்திருக்காது.

பேலியோ முன்வைக்கும் ஜீன் கோட்பாடு – 99.99% முழுமையடைந்த காலத்து உணவுகளைத்தான் நாமும் சாப்பிட வேண்டும் என்பதே. ஆனால், பழைய கற்கால மனிதர்கள் நெருப்பைக் கண்டுபிடிக்கும் முன்பாக மனித ஜீன்களின் பெரும்பகுதி உருவாகி இருக்குமே... அப்படியானால், நெருப்பில் சமைத்து அசைவம் சாப்பிட்டாலும் பழைய கற்கால மனிதர்களின் ஜீன்களுக்கு புறம்பான பழக்கம் தானே...?

பிற்காலத்தில் கண்டுபிடிக்கப்பட்ட விவசாயத்திலிருந்து கிடைத்த உணவுகள் நம் ஜீன்களில் 0.01% மாற்றத்தையே ஏற்படுத்தியுள்ளன என்று பேலியோ கூறுகிறது. அப்படியானால், விவசாயத்தில் கண்டுபிடித்த ஜீன்களுக்கு மிகவும் புதியதான காய்கறிகளையும், பாலையும், மிகப் புதியதான பாதாம் கொட்டைகளையும் எப்படி பேலியோ உணவாக ஏற்றுக் கொள்ள முடியும்...?

மானுடவியல் வரலாற்று அடிப்படையில் மனிதர்கள் தகவமைப்புத் திறன் கொண்டவர்கள். உணவுகளில், வாழும் சூழலில்... என அனைத்து மாற்றங்களையும் தன்வயப்படுத்தி தகவமைத்துக் கொள்வதே மனித உடலின் தனித்தன்மை. உணவுக் கோட்பாடாக இருந்தாலும் சரி, எந்தக் கோட்பாடாக இருந்தாலும் பன்முகத்தன்மையே வளர்ச்சிக்கான வழி. ஒற்றைத் தன்மை என்பது அழிவின் துவக்கம்.

ஆதாரக் கட்டுரைகளுக்கான இணைய இணைப்புகள்:

சிட்னி பல்கலைக்கழக ஆய்வுக் கட்டுரையின் இணைய இணைப்பு:

https://sydney.edu.au/news-opinion/news/2015/08/10/starchy-carbs--not-a-paleo-diet--advanced-the-human-race.html

நியூயார்க் டைம்ஸ் பத்திரிகையின் கட்டுரை இணைப்பு:

http://www.nytimes.com/2015/08/13/science/for-evolving-brains-a-paleo-diet-full-of-carbs.html?_r=0

இங்கிலாந்தின் டெலக்ராப் பத்திரிகையின் கட்டுரை இணைப்பு:

https://www.telegraph.co.uk/foodanddrink/foodanddrinknews/11798169/Did-cavemen-eat-carbs-Why-the-paleo-diet-could-be-wrong.html

கற்காலத்தில் தானியங்கள் அரைப்பதற்கான அரைகற்கள் பற்றிய கட்டுரைகள்:

https://www.nature.com/news/2010/101018/full/news.2010.549.html
https://www.npr.org/sections/arts/
https://www.nationalgeographic.com/people-and-culture/food/the-plate/2015/09/11/ancient-oat-discovery-may-poke-more-holes-in-paleo-diet/

கற்கால மனிதர்கள் தானியங்கள் பயன்படுத்தியதற்கான நேஷனல் ஜியோகிராபிக் கட்டுரை:

https://www.nationalgeographic.com/people-and-culture/food/the-plate/2015/09/11/ancient-oat-discovery-may-poke-more-holes-in-paleo-diet/

ஆரோக்கியத்தின் அடிப்படை எது?

பேலியோ முறை முன்வைக்கும் அடிப்படை – கற்கால மனிதர்கள் மட்டுமே ஆரோக்கியமாக வாழ்ந்தார்கள் என்பதைப் போன்ற தோற்றத்தைக் கொடுக்கிறது. சுமார் பத்தாயிரம் ஆண்டுகளுக்கு முன்பு விவசாயம் கண்டுபிடிக்கப்பட்ட பிறகு மனிதர்கள் நோய் வாய்ப்பட்டார்கள் என்றும், எனவே நோயே இல்லாத காலமான கற்கால உணவுகளுக்குத் திரும்புவோம் என்று பேலியோ கூறுகிறது.

இது உண்மையில் சரியானது தானா...?

மனிதர்கள் தோன்றிய காலத்தில் இருந்தே நோய்களும் தோன்றியிருக்கும். நோய்கள் என்பவை மனிதனின் வாழ்வியல் தவறுகளால் விளைபவை. மனிதன் தோன்றிய போதே வாழ்வியல் தவறுகளும் தோன்றியிருக்க வேண்டும். இக்காலத்தைப் போல நீண்ட கால நோய்கள், உயிர்க் கொல்லி நோய்கள் என்று பட்டியலிடும் அளவுக்கு நோய்கள் இருந்திருக்காது என்பது வெளிப்படையான விஷயம்.

உண்மையில் கடந்த பத்தாயிரம் ஆண்டுகளாக மனிதர்கள் கடும் நோய்களால் அவதிப்படுகிறார்களா...? அதற்குக் காரணம் அவர்கள் கண்டுபிடித்த விவசாயமும், உணவுகளுமா...?

நாம் தமிழ்நாட்டுப் பின்புலத்தில் இருந்து இந்தக் கருத்துகளை ஆய்வு செய்யலாம்.

தமிழில் சங்க இலக்கியங்கள் சுமார் 2200 ஆண்டுகளுக்கு முன்பிருந்த மக்களைப் பற்றிய செய்திகளைப் பதிவு செய்திருக்கும் ஆதார இலக்கியங்கள். சங்க இலக்கியங்களின் பல செய்திகளை கல்வெட்டுகளும், செப்பேடுகளும், அகழ்வாராய்ச்சிகளும் உறுதி செய்துள்ளன.

புறநானூறு 22 ஆவது பாடலில் சேர மன்னன் யானைக் கட்சேய் மாந்தரஞ் சேரல் இரும்பொறை பற்றி குறுங்கோழியூர் கிழார் பாடுகிறார்.

"அலங்கு செந்நெற் கதிர் வேய்ந்த
... கூரை
குற்றானா உலக்கையால்
கலச் சங்கம் வியல் ஆங்கண்"

இதன் பொருள்:

சேரமான் அரசன் காக்கும் நாட்டில் பசி, பிணி, பகை முதலியன கிடையாது. வீடுகளின் கூரையானது நெல் வைக்கோலால் வேயப்பட்டது. அரிசி, உளுந்து, நெல்லை இட்டு குற்றுவாரின் உலக்கை ஒலி அங்கே முழங்குகிறது.

உணவுகளில் அதிகமாகப் பயன்பட்ட நெல், உளுந்து இவற்றின் பயன்பாட்டையும் அந்நாட்டில் பிணிகள் இல்லை என்பதையும் இப்பாடல் பதிவு செய்கிறது.

சங்க கால மக்களின் உணவு முறையை இன்னொரு பாடல் குறிப்பிடுகிறது.

"பழன வாளைப் பரூஉக்கன் துணியல்
புதுநெல் வெண்சோற்றுக் கண்ணுறை ஆக
விலாப்புடை மருங்கு விசிப்ப மாந்தி,
நீடுகதிர்க் குழனிச் சூடுதடு மாறும்"

இதன் பொருள்:

பருத்த வாளை மீன் கறியைத் துணையாகக் கொண்டு புதுநெல் குற்றிய வெண் சோற்றை வயிறு நிறைய தின்று விட்டு, சூடு இல்லாத இடம் அறியாது தடுமாறுகின்றனர்.

அன்று நெல் அரிசி பிரதான உணவாகவும், மீன் போன்ற அசைவ உணவுகள் துணை உணவுகளாகவும் இருந்ததை பல பாடல்கள் வெளிப்படுத்துகின்றன.

காவிரி பகுதியில் காணப்படும் கி.பி. 900 - 1200 வரையுள்ள கல்வெட்டுகள் ஒரு ஏக்கருக்கு 6000 முதல் 7200 கிலோ நெல் விளைந்ததைக் குறிப்பிடுகின்றன. 1100 ஆம் ஆண்டு தென்னாற்காடு மாவட்டத்தில் ஏக்கருக்கு 5800 கிலோ நெல் விளைந்ததை இன்னொரு கல்வெட்டு கூறுகிறது. 1325 ஆம் ஆண்டு ராமநாதபுரத்தில் ஏக்கருக்கு 8000 கிலோ விளைந்ததாகவும், 1807 ஆம் ஆண்டு கோவையில் ஏக்கருக்கு 5200 கிலோவும் நெல் கிடைத்ததை கல்வெட்டும், ஐரோப்பிய ஆவணங்களும் உறுதிப்படுத்துகின்றன.

சரி... இவ்வளவு நெல் விளைந்ததற்கும் நாம் பார்க்கும் விஷயத்திற்கும் என்ன தொடர்பு?

இப்படி தமிழகம் முழுக்க எங்கு பார்த்தாலும் நெல் விவசாயம் சங்க காலத்திலும், அதற்குப் பின்பான காலத்திலும் பரவலாக இருந்தது. இவ்வளவு அதிகமாக விளைந்த நெல்லை வைத்து என்ன செய்திருப்பார்கள்...? தமிழகத்தின் உணவு முறையில் மிக முக்கியமான இடத்தை அரிசி பிடித்திருந்தது என்பதை தனியாகச் சொல்ல வேண்டியதில்லை.

இவ்வளவு அரிசி விளைந்த் அதே காலத்தில் சிறுதானியங்களும் ஏராளமாக விளைந்தன. அரிசியில் ஆயிரக்கணக்கான ரகங்களும், சிறுதானியங்களில் ஏராளமான வகைகளும் தமிழ்நாட்டின் தவிர்க்க முடியாத உணவுகள்.

விவசாயத்தில் ஏற்பட்ட பசுமைப்புரட்சி எனும் ரசாயன மாற்றத்திற்கு முன்பு விளைவிக்கப்பட்ட அரிசி, சிறுதானியங்கள் அனைத்தும் ஆரோக்கியமானவை என்பதையும், அதைச் சாப்பிட்டு வாழ்ந்த மக்கள் நல்ல உடல் நலத்தோடு வாழ்ந்தார்கள் என்பதையும் ஏராளமான ஆதாரங்கள் மூலம் நம்மால் அறிந்து கொள்ள முடியும்.

கொள்ளை நோய்கள், வாழ்நாள் நோய்கள் . . என்று நோய்களைப் பற்றி தீவிரமாக நாம் பேசும் நிலை என்பது மிகவும் நவீன காலத்தில்தான் ஏற்பட்டது. அதுவும், ஆங்கிலேயர் ஆட்சிக்கு பின்பு தான் ஏற்பட்டது. ஆங்கிலேயர் காலம் என்று குறிப்பிடுவதால் நோய்களுக்கு அவர்கள் காரணம் என்று புரிந்து கொள்ள வேண்டியதில்லை. நமது வாழ்க்கை முறையில் ஆங்கிலேயர் காலம் வரைக்கும் பெரிய மாற்றங்கள் எதுவும் நிகழவில்லை. இயற்கையோடு இணைந்த வாழ்க்கை முறையாகவே இருந்தது என்பதால், நோய்களும் தனியாக சொல்லிக் கொள்ளும்படி இல்லை. சின்னச் சின்ன தொந்தரவுகளோடு, எளிமையான மருத்துவத்தோடும் நம் முன்னோர்கள் வாழ்ந்தார்கள் என்பதை தமிழ் இலக்கியங்களும், கல்வெட்டுகளும் குறித்து வைத்திருக்கின்றன.

நோய்களுக்கான அடிப்படைக் காரணம் – உணவுகள் மட்டும் அல்ல. இயற்கையான வாழ்க்கை முறையில் இருந்து எவ்வளவு தூரம் நாம் அந்நியமாகி இருக்கிறோமோ, அந்த அளவிற்கு நோய்களின் பிடியில் நாம் சிக்கிக் கொண்டுள்ளோம்.

ரசாயனங்களை அள்ளிக் கொட்டி தாய்ப்பால் நஞ்சாகும் அளவுக்கு விளைவிக்கப்படும் உணவுகள் ஒருபுறம். மரபீனி மாற்றம் செய்யப்பட்ட காய்கறிகள் இன்னொருபுறம். அதிகாலை என்றால் என்னவென்று கேட்கும் புதிய தலைமுறை மனிதர்கள், இரவு என்பது விழித்திருப்பதற்கானது என்று புரிந்து கொள்ளும் பதின்ம வயது இளைஞர்கள்.

கீழே குனிவதற்குக் கூட வாய்ப்பளிக்காத நவீன வாழ்க்கை முறை கழிவறையில் கூட மூட்டுகளை மடக்க விடுவதில்லை. சாப்பிடும் போதும் சேரில் அமர்ந்து சாப்பிடுவது, உதைத்து ஸ்டார்ட் செய்யும் பைக்குகளைப் புறக்கணித்து பட்டன் அழுத்தத்தில் ஓடத்துவங்கும் வாகனங்கள்.

...இப்படி நம் வாழ்க்கையில் நாமே ஏற்படுத்திக் கொண்ட ஏராளமான சிக்கல்களை எல்லாம் கண்டுகொள்ளாமல், உணவை மட்டும் மாற்றிக் கொள்வது முழுமையான ஆரோக்கியம் தருமா என்ன?

கேரளாவின் இடுக்கி மாவட்டத்தில் ஒரு சமூகத்திற்கே தரையில் உட்காரத் தெரியாது என்றால் நம்ப முடிகிறதா...? அவர்களால் மூட்டுகளை மடக்கி அமர்ந்து சாப்பிட முடியாத அளவுக்கு மூட்டுகள் மடக்குதலை மறந்து விட்டன. இதுவும் பரிணாம மாற்றம் தானே...?

இயற்கையின் படைப்பில் மூட்டுகள் எதற்காக இருக்கின்றன...? மடக்குதலுக்குத் தானே? அவற்றை ஒரு நூற்றாண்டு காலம் பயன்படுத்தவில்லை என்றால், பரிணாம வளர்ச்சியில் மூட்டுகளே இல்லாத மனிதன் பிறந்து விட வாய்ப்புண்டா இல்லையா...?

பரிணாம மாற்றம் ஏற்பட உண்மையில் லட்சக்கணக்கான ஆண்டுகள் தேவை என நாம் நம்பிக் கொண்டிருக்கிறோம். நம் குழந்தைகளைக் கவனித்தால் ஒரு உண்மை புரியும்.

நம் தாத்தா காலத்தில் அவர்களின் பற்கள் மிகவும் வலுவாக இருந்தன என்பதை தனியாகச் சொல்ல வேண்டியதில்லை. அவர்களின் உணவு முறையும், கடித்துச் சாப்பிடும் கடின உணவுகளுமே அதற்கு ஆதாரம். அடுத்து, நம் அப்பா காலத்து மனிதர்களின் பற்கள் கொஞ்சம் வலு குறைந்திருந்தன. நமது பற்கள் இன்னும் வலு குறைந்து காணப்படுகின்றன. ஏனென்றால், நமது உணவுகள் அவ்வளவு எளிமையானவை. கடித்துச் சாப்பிடுவதற்குப்

பதிலாக நாம் எல்லோரும் மென்மையாக சாப்பிடவே விரும்புகிறோம்.

இதன் தொடர்ச்சியாக நம் குழந்தைகளின் பற்கள் எப்படி இருக்கின்றன என்று பரிசோதித்துப் பாருங்கள். நம்மைச் சுற்றி உருவாகியுள்ள பல் மருத்துவமனைகளே நம் குழந்தைகளின் பல் ஆரோக்கியத்தை நமக்குச் சொல்லி விடும். ஒரு மூன்று தலைமுறையில் அறுபது ஆண்டுகளுக்கு உட்பட்ட காலத்திலேயே பற்கள் வலுவிழப்பதை நாம் கண்முன்னால் காண்கிறோம். இது பரிணாம மாற்றம் இல்லையா...?

இது ஒருவேளை தொடர்ந்தால் அடுத்தடுத்த தலைமுறைக் குழந்தைகளுக்கு பற்களே தேவையில்லை தானே...? இயற்கையின் படைப்பில் பற்களும், மூட்டுகளும் அற்ற சமூகமாக மனிதன் மாற வாய்ப்பிருக்கிறது தானே...? பரிணாம வளர்ச்சி என்பது மனிதனின் உடல் பயன்பாடுகளால், உறுப்புகளின் தன்மையை வளர்த்துக் கொள்வதையும் குறிக்கிறது. ஆனால், நாம் பின்பற்றும் நவீன வாழ்க்கை முறையை பரிணாம வளர்ச்சி என்று கூற முடியுமா? இல்லை... இது பரிணாம தளர்ச்சி.

இப்படி நாம் மாற்றிக் கொண்ட அனைத்து பழக்க வழக்கங்களும் சேர்ந்துதான் நம்மை நோய் என்னும் சிக்கலில் தள்ளி விட்டதே தவிர, மாவுச் சத்துகளையும் - இனிப்பையும் சாப்பிட்டது மட்டும்தான் அனைத்து நோய்களுக்கும் காரணம் என்பதே அதீதமான கற்பனை.

சிறுதானியங்களும் – பிராய்லர் சிக்கனும்

பேலியோ முறையில் கொழுப்பு, புரத உணவுகள் மட்டுமே முழுமையான உணவாக பரிந்துரைக்கப்படுவதால் அனைத்து விதமான இறைச்சி உணவுகளும் முழு நேர உணவாக பேலியோ பின்பற்றுபவர்களால் உண்ணப்படுகின்றன. இந்தியப் பழக்க வழக்கத்தில் பன்றி இறைச்சி மற்றும் மாட்டிறைச்சியை நடுத்தர பொருளாதாரத்தில் உள்ள பெரும்பான்மையான மக்கள் பயன்படுத்த தயக்கம் இருந்து வருகிறது. எனவே, இந்திய பேலியோ நபர்களால் மிக அதிகமாகப் பயன்படுத்தப்படும் அசைவ உணவு என்பது பிராய்லர் கோழி இறைச்சிதான்.

பிராய்லர் சிக்கனுக்கு அப்புறம் வருவோம். முதலில் சிறுதானியங்கள் பற்றி பேலியோ என்ன கூறுகிறது என்று பார்க்கலாம்.

எல்லா வகை தானியங்களும் மாவுச்சத்தினை கொண்டிருப்பதால் உடலுக்கு தீங்கு விளைவிக்கின்றன. இன்றைக்கு பெருகி வரும் தைராய்டு, சர்க்கரை போன்ற நோய்களுக்கு காரணமே தானிய வகைகள் தான் என்று பேலியோ நூல்கள் கூறி வருகின்றன.

சிறுதானியங்களை முழுமையான உணவாக உண்டு வந்த காலத்திலும், அரிசி உணவு கலந்து உணவு சாப்பிட்ட காலத்திலும் நம் முன்னோர்களின் உடல்நலம் எவ்வாறு இருந்தது என்று தனியாக சொல்லித் தெரிய வேண்டியதில்லை. சிறுதானியங்களின் தேவையும், அதன் ஆரோக்கிய குணங்களையும் குறித்து பல்வேறு ஆய்வுகள் செய்யப்பட்டு வருகின்றன. அதற்கான அங்கீகாரத்தையும் அரசு அமைப்புகள் கொடுத்து வருகின்றன.

உதாரணமாக, 2018 ஆம் ஆண்டை "தேசிய சிறுதானியங்களின் ஆண்டாக" மத்திய அரசு அறிவித்துள்ளது. சர்வதேச சிறுதானியங்கள் ஆண்டாகக் கொண்டாடவும் ஐக்கிய நாடுகள் சபைக்கு மத்திய அரசு பரிந்துரை அனுப்பியுள்ளது. ஊட்டச்

சத்து குறைபாடு போன்ற பிரச்சினைகளுக்கு சிறுதானியங்கள் பெரிதும் பயன்படுகின்றன என்று மத்திய அரசு அறிவிப்பில் தெரிவித்துள்ளது.

தமிழ்நாடு வேளாண்மைப் பல்கலைக்கழகத்தின் சார்பில் திருவண்ணாமலை அருகிலுள்ள அத்தியந்தல் கிராமத்தில் “சிறுதானிய மகத்துவ மையம்” ஒன்றைத் துவங்கியுள்ளது. இந்த ஆய்வு மையத்தின் தலைவரும், பேராசியருமான ஜெயச்சந்திரன் சிறுதானியங்கள் குறித்து என்ன சொல்கிறார் என்று பார்க்கலாம்.

“தமிழகத்தில் 77 லட்சம் பேருக்கும் நீரிழிவுக் குறைபாடு (சர்க்கரை நோய்) இருப்பதாக ஆய்வுகள் சொல்கின்றன. அதாவது, 10 பேரில், ஒருவருக்கு இந்தப் பிரச்சினை இருக்கிறது என்கிறார்கள். சமவெளிப் பகுதியில் இருக்கும் மக்களில் பலரும் கண்ணாடி அணிந்தும், முதுகு வளைந்தும், பலவிதமான வியாதிகளோடுதான் இருக்கிறார்கள். மலைப்பகுதிகளில் வசிக்கும் மக்களிடம் இதெல்லாம் இல்லை. காரணம்... சிறுதானிய உணவுகள்தான். இதை உணர்ந்த நகர்ப்பகுதி மக்கள், தற்போது இதில் கவனம் செலுத்த ஆரம்பித்துள்ளனர். அதனால், ‘சிறுதானியத்தை மக்களிடம் கொண்டு சேர்க்க வேண்டும்’ என்ற எண்ணத்தில் இந்த மையத்தைத் துவங்கி இருக்கிறோம். இதற்காக, ஒரு கோடி ரூபாய் நிதியோடு, 30.4 ஏக்கர் நிலத்தையும் ஒதுக்கியிருக்கிறது தமிழக அரசு.”

சிறுதானியங்களின் நன்மைகள் பற்றி ஏராளமான நூல்கள் வெளிவந்துள்ளன. இயற்கை வேளாண் விஞ்ஞானி ஐயா நம்மாழ்வார் அவர்கள் எழுதிய நூல்களும், சித்த மருத்துவர். கு. சிவராமன் அவர்கள் எழுதிய நூல்களும் தமிழில் கிடைக்கும் மிக முக்கிய நூல்கள் ஆகும்.

இப்போது பிராய்லர் சிக்கனுக்கு வருவோம்.

அமெரிக்காவின் பீட்டர்ஸ்பர்க்கில் அமைந்துள்ள டியூக்கென் பல்கலைக்கழக ஆய்வுகள் பிராய்லர் கோழியின் உடல் வளர்ச்சிக்காக பயன்படுத்தப்படும் ரோக்ஸார்ஜோன் என்ற ஹார்மோன் ஊசிகள் மனிதர்களுக்கு புற்று நோயை உருவாக்கும் தன்மை வாய்ந்தவை என்று கூறுகின்றன.

பிராய்லர் கோழியை உணவாக தொடர்ந்து உட்கொள்ளும் இந்தியர்களில் நூற்றில் 65 பேருக்கு கல்லீரல் வீக்க நோய் இருப்பதாக சென்னையில் இயங்கும் மருத்துவ ஆய்வுக்குழு ஒன்றின் குடல் நோய் சிறப்பு மருத்துவர்கள் தெரிவித்துள்ளனர்.

பிராய்லர் சிக்கனால் ஏராளமான நோய்கள் உருவாகும் என்பது பெரும்பாலான மனிதர்களுக்குத் தெரியும். ஆனாலும் அதிக அளவில் நாம் உண்ணும் பிரதான உணவாக இன்று திகழ்வது பிராய்லர் சிக்கன்தான்.

ஆய்வு முடிவுகளும், அறிவிப்புகளும் ஒருபக்கம் இருக்கட்டும். உண்மையிலேயே பிராய்லர் சிக்கனால் ஏன் ஆபத்து உருவாகிறது?

முதலில் நாம் சாப்பிடும் முறை. நமக்கு முதல் தலைமுறையினர் எப்போது உணவு சாப்பிடுவார்கள்? அவரவர்களுக்கு பசி ஏற்படும் போது சாப்பிடுவார்கள். நாம் எப்படி சாப்பிடுகிறோம்? டேபிள் மேனர்ஸ் என்ற பெயரில் பசி இருக்கிறதா இல்லையா என்பதையெல்லாம் மதிக்காமல் கூட்டம் கூட்டமாகச் சாப்பிடுகிறோம். இப்படி பசியில்லாமல் நாம் சாப்பிடுகிற உணவு நல்ல உணவாக இருந்தால் கூட, உடலால் முழுமையாகச் செரிக்க முடியாமல் கழிவுகளாக மாறும். நல்ல உணவே இப்படி மாறும் என்றால் இன்று நாம் சாப்பிடும் பிராய்லர் சிக்கன் போன்ற ரசாயன உணவுகளை பசியின்றிச் சாப்பிட்டால் என்ன ஆகும்?

இரண்டாவது பிரச்சினை – சாப்பிடும் அளவு. ஓவ்வொருவரும் அவரவருக்குத் தேவையான அளவிற்கு சாப்பிடுவதுதானே சரியானது? ஆனால் நாம் என்ன அப்படியா சாப்பிடுகிறோம்? சாதாரண உணவுகளையே உடலின் தேவை அறியாமல் வெளுத்துக் கட்டுகிறோம். அசைவ உணவுகளை மட்டும் அளந்து சாப்பிடுவோமா என்ன? நம்முடைய முதல் தலைமுறையினர் சிக்கனோ, மட்டனோ எவ்வளவு சாப்பிட்டார்கள் என்று யோசித்துப் பாருங்கள். ஒரு குடும்பத்திற்கே ஒரு கிலோ அல்லது அரை கிலோ கறி எடுத்து சமைத்துச் சாப்பிடுவார்கள். ஆனால் இன்று - ஒரு தனிநபர் வேறு வகை உணவுகள் எதையும் சாப்பிடாமல் சிக்கனை மட்டுமே அரை கிலோ, ஒரு கிலோ என்று சாப்பிடும் கலாச்சாரம் வந்து விட்டது.

மூன்றாவது பிரச்சினை – பிராய்லர் சிக்கன் வளர்க்கப்படும் முறை. குறிப்பிட்ட நாட்கள் மட்டுமே உயிர்வாழும் தன்மை கொண்டதுதான் இந்த பிராய்லர் கோழிகள். அதன் வாழ்நாள் முடிந்து செத்துப் போவதற்குள் பிராய்லர் சிக்கனை சாப்பிட்டு விட வேண்டும். அதே போல பண்ணையில் வளர்க்கப்படும் ஆயிரக்கணக்கான கோழிகள் குறிப்பிட்ட நாட்களுக்குள் வளர்ந்து கொழு கொழு என்று எடை கூடுதலாகியும் விட வேண்டும். அப்போதுதான் லாபம் இருக்கும். குறுகிய ஆயுள் கொண்ட

பிராய்லர் கோழிகளை செத்துப் போவதற்குள் எடை கூடுதலாக வளர்த்து, செத்துப் போவதற்குள் விற்றும் விட வேண்டும். வேகமான வளர்ச்சிக்காக இரவு நேரங்களிலும் பல்புகளை எரிய விட்டு சாப்பிட வைத்துக் கொண்டே இருப்பார்கள். அப்படி வளர்க்கப்பட்ட எடையும் போதாமல் பிராய்லர் கோழிகளுக்காகவே தனியான சத்து மருந்துகளையும், ஊசிகளையும், செயற்கை உணவுகளையும் பயன்படுத்தத் துவங்கினார்கள்.

அதன் உச்சம் தான் – பிராய்லர் கோழிகளின் கூடுதல் வளர்ச்சிக்காக இப்போது பயன்படுத்தப்படும் ஹார்மோன் ஊசிகள். மனிதர்களுக்கு ஹார்மோன் ஊசிகளைப் பயன்படுத்தினாலே பல்வேறு விளைவுகள் தோன்றுவதை தவிர்க்க முடியாது. இந்த நிலையில் குறுகிய ஆயுள் கொண்ட சிறிய கோழிகளுக்கு ஹார்மோன்களை செலுத்துவதன் மூலம் அதன் உடல் முழுவதும் ஹார்மோன்களின் பாதிப்புகள் பரவி விடுகின்றன. அதனைத் தொடர்ந்து உண்ணும் மனிதனின் உடலிலும் அந்த பாதிப்புகள் ஏற்படுவது தொடர்கிறது.

கோழிகளுக்கு ஏற்றப்பட்ட ஹார்மோன் ஊசிகளால் கோழிகள் பாதிக்கப்படும் என்று கூறினால் ஏற்றுக்கொள்ளலாம். அதெப்படி... அதை உண்ணும் மனிதர்கள் பாதிக்கப்படுவார்கள்? ரசாயன மருந்துகள் மற்றும் ஊசிகளால் ஏற்படும் பாதிப்புகள் கோழியின் உடலில் தானே இருக்கும்?

நம் நாட்டில் நடத்தப்பட்ட பிராய்லர் கோழி பற்றிய சமீபத்திய ஆய்வு உங்களுக்கு பதில் சொல்லும். டெல்லியில் இயங்கும் சென்டர் ஃபார் சயின்ஸ் அன்ட் என்விரோன்மண்ட் நிறுவனம் – தன்னுடைய அங்கமான பொல்யூசன் மானிட்டரிங் லேபரட்டரி மூலமாக பிராய்லர் சிக்கன் பற்றிய தன்னுடைய ஆய்வை மேற்கொண்டது.

இந்த ஆய்விற்காக பிராய்லர் கோழியின் கறியும், கல்லீரல் மற்றும் சிறுநீரகம் ஆகிய உறுப்புகளும் எடுத்துக் கொள்ளப்பட்டன. ஏதோ ஒரு இடத்தில், ஒரே ஒரு கோழியில் செய்யப்பட்ட ஆய்வு அல்ல இது. டெல்லியில் இருந்து 36 வகை மாதிரிகளும், நோய்டாவிலிருந்து 12 வகை மாதிரிகளும், கோர்கானில் எட்டு மாதிரிகளும், பரிதாபாத் மற்றும் காஜியாபாத்தில் ஏழு வகை மாதிரிகளும் எடுக்கப்பட்டு சோதனைகள் செய்யப்பட்டன.

இந்த ஆய்வில் என்ன கண்டுபிடித்தார்கள் தெரியுமா? கோழியின் வளர்ச்சிக்காக செலுத்தப்பட்ட ஆண்டிபயாட்டிக் ரசாயனங்கள்

கோழியின் கறியிலும், கல்லீரலிலும், சிறுநீரகங்களிலும் தேங்கியிருந்தன என்பதைத்தான்.

ஆய்வுக்கு எடுக்கப்பட்டவற்றில் 40 % கோழிகளில் பலவகை ஆண்டிபயாடிக் கலப்பும், 22.9% கோழிகளில் இரு ஆண்டிபயாட்டிக்குகளும், 17.1 % கோழிகளில் ஒரு ஆண்டிபயாட்டிக் ரசாயனமும் கலந்திருப்பது கண்டுபிடிக்கப்பட்டது. ஒன்றுக்கொன்று எதிராகச் செயல்படும் ஆண்டிபயாடிக் ரசாயனங்களைக் கலந்து கொடுப்பது கோழிகளுக்கு வேண்டுமானால் வளர்ச்சியைத் தரலாம். ஆனால் மனிதர்களுக்கு நோய்களைத் தானே தரும்?

இப்படி கோழிகளின் கறியில் ஆண்டிபயாட்டிக்குகளைப் போல, ஹார்மோன்களும் பாதிப்புகளை ஏற்படுத்துகின்றன.

ரசாயனங்களால் வளர்க்கப்பட்ட பிராய்லர் சிக்கனைச் சாப்பிட்டால் நம் உடல் பாதிப்பதில் ஆச்சரியம் இல்லையே?

“சிறுதானியங்களில் ரசாயனங்கள் பயன்படுத்தப்படுகின்றன. மாவுச்சத்து அதிகம் உள்ளது. நமது உடல் நலனுக்கு எதிரான இன்னும் பல விஷயங்கள் உள்ளன. இதை விட கொழுப்பும், புரோட்டீனும் உள்ள பிராய்லர் கோழிகள் உடலுக்கு நல்லது.”

- என்பது பேலியோ முறை முன்வைக்கும் கருத்து.

பிராய்லர் சிக்கனையும் – சிறுதானியங்களையும் ஒப்பிட்டு இதில் எது சரியானது என்று கணிக்கத் தெரியாத பேலியோ நிபுணர்களால் முன்வைக்கப்படும் உணவுப் பரிந்துரைகளை எப்படி ஏற்பது...?

தற்காலத்தின் உணவுக் கலப்படங்கள், ரசாயன நஞ்சுகள் பற்றிய புரிதல் இன்றி பேலியோவில் பரிந்துரைக்கப்படும் உணவுகளின் பட்டியல் உள்ளது. பால் என்பதே முழுவதும் செயற்கையாகத் தயாரிக்கப்படும் இச்சூழலில் அதிகமான பால் பயன்பாட்டை பேலியோ முன்வைக்கிறது. குஜராத்தில் 95% பாலும், மேற்கு வங்கத்தில் 100% பாலும் செயற்கையாகத் தயாரிக்கப்படுகின்றன என்று அரசு புள்ளி விவரங்கள் கூறுகின்றன. நமது உச்ச நீதிமன்றம் பாலில் கலப்படம் செய்வது நிரூபிக்கப்பட்டால் தூக்குத்தண்டனை வழங்கலாம் என்று பரிந்துரை செய்யும் அளவுக்கு ரசாயனக் கலப்படம் உச்சத்தில் உள்ளது.

பிராய்லர் சிக்கனின் இருக்கும் அதே பிரச்சினைகள் பாலிலும் உள்ளன. பண்ணை மாடுகளின் அதிக பால்சுரப்பிற்காக பயன்படுத்தப்படும் ஹார்மோன் ஊசிகள் துவங்கி, உணவுகளில்

கொடுக்கப்படும் செயற்கை ரசாயனங்கள், பாலில் இருந்து பெறப்படும் பால் பவுடரில் மெலமைன் ரசாயனம், முற்றிலும் செயற்கையாக உருவாக்கப்படும் ரசாயனப் பால் என்று பாலின் பிரச்சினைகள் பிராய்லர் சிக்கனை விட அதிகம். இவை இரண்டையும் அதிக அளவில் உண்ணுமாறு சொல்கிறது பேலியோ.

மீன்கள் கெடாமல் இருப்பதற்கான ரசாயனங்கள், பிராய்லர் சிக்கனை சமைக்கும் போது பயன்படுத்தப்படும் எரித்ரோசின் வகை ரசாயனங்கள்... என தொடர் அசைவ உணவின் பின் இருக்கும் நவீன ஆபத்துகளை பேலியோ முறை குறைத்து மதிப்பிடுகிறது.

பேலியோ முறை முன்வைப்பது போல ஒருவேளை உடல் குறைப்பும், ரத்தத்தின் சர்க்கரை அளவும் கட்டுப்பாட்டில் இருந்தால் கூட, நவீன உணவுக் கலப்படங்களால் ஏற்படும் கல்லீரல் பாதிப்பையும், புற்றுநோய்க் கூறுகளையும் என்ன செய்வது...? நோயை ஏற்படுத்தும் தன்மையுள்ள அதே ரசாயன உணவுகளை சாப்பிட்டே அதையும் சரியாக்க முடியுமா என்ன...?

கட்டுரை ஆதார இணைப்பு:

பிராய்லர் சிக்கன் பற்றிய அமெரிக்க சுகாதாரத்துறையின் வெளியீடு:

https://www.fda.gov/AnimalVeterinary/SafetyHealth/ProductSafetyInformation/ucm257540.htm

பரிசோதனை முடிவுகளில் பரிந்துரைக்கப்படும் உணவுகள்

பேலியோ முறைக்கு ஒருவர் புதிதாக மாற வேண்டுமானால் ஐம்பதிற்கும் மேற்பட்ட ரத்தப் பரிசோதனைகள் பேலியோ குழுவால் பரிந்துரைக்கப்படுகின்றன. அவற்றின் முடிவுகள் அடிப்படையில் உணவுகள் பரிந்துரைக்கப்படுகின்றன. இந்த விஷயத்தில் அலோபதி மருத்துவம் செய்யும் அதே தவறை, அதனை விமர்சிக்கும் பேலியோ முறையும் செய்கிறது.

மருத்துவ ஆய்வுக்கூட முடிவுகள் என்பவை ஒரு நபரின் உடல் அறிகுறிகளோடு ஒத்துப் போனால் பயன்படுத்தும் துணை நிலை கணிப்புகள் மட்டுமே. இன்றைய காலத்தில் அலோபதி மருத்துவம் நோயறிய துணையாக இருக்கும் கருவிகளின் முடிவுகளை முதன்மையாக வைத்துக் கொண்டு, அதன் வழியாகவே நோய்களைக் கணிக்கிறது. நோயாளிகளின் உடல் நிலையை கண்டுகொள்வதில்லை. இதே போலவே, பேலியோ உணவுகளைப் பரிந்துரைக்கும் நபர்கள் அதைப் பின்பற்றப் போகும் மனிதர்களை நேரில் பார்ப்பதோ, உடல் நிலையை கணிப்பதோ இல்லை. நேரடியாக ஆய்வுக் கூட முடிவுகளை வைத்துக் கொண்டு உணவுப் பரிந்துரையை ஆரம்பித்து விடுகிறார்கள். ஃபேஸ்புக் வழியே துவங்கி விடுகிறது மருத்துவம்...

பேலியோ நடைமுறை ஒருபக்கம் இருக்கட்டும்... மருத்துவ ஆய்வுக்கூடங்களில் நாம் பரிசோதனைகளைச் செய்து விட்டு, அவற்றை நார்மல் அளவுகளுடன் ஒப்பிட்டுத்தான் ஒரு முடிவுக்கு வருவோம் இல்லையா...? ஒருவேளை இந்த நார்மல் அளவுகளே பொய்யானதாக இருந்தால் அனைத்துமே பொய்யாகி விடுமல்லவா...?

அதெப்படி நார்மல் அளவுகள் பொய்யாக இருந்தால் எல்லாமே பொய்யாகும்...?

விளை பொருட்களை எடை போடுவதற்காக தராசைப் பயன்படுத்துகிறோம். நாம் பயன்படுத்தும் தராசு ஒன்றரை கிலோ அளவுள்ள பொருட்களை ஒரு கிலோ என்று தவறுதலாகச் சொல்கிறது என்று வைத்துக் கொள்வோம். இப்போது நாம் அளவிடும் எல்லா பொருட்களின் எடையும் தவறானதாகவே இருக்கும்.

முதலில் அளவுகோல்களை அளவிடுவது முக்கியமானது. நம் அளவுகோல்கள் சரியானவைகளாக இருந்தால் மட்டுமே நம் அளவீடுகள் சரியானதாக இருக்கும்.

சரி... நாம் நார்மல் அளவுகள் எனும் அளவுகோலை சரிபார்க்கலாம்...?

எந்த ஒரு பரிசோதனை செய்தாலும் அதனை ஒரு நார்மல் அளவோடு ஒப்பிட்டுத்தான் நாம் நோயாளியா? இல்லையா? என்பது முடிவு செய்யப்படுகிறது. எனவே, நம்மை நோயாளியாக்கும் அதிகாரம் படைத்தது பரிசோதனை என்பதை விட, நார்மல் என்று கூறப்படும் அளவுகளே என்பதுதான் கவனிக்க வேண்டிய விஷயம்.

இந்த நார்மல் அளவுகள் எங்கிருந்து வந்தன...?

புள்ளியியல் கணக்கீட்டில் இரண்டு வகையில் நார்மல் அளவுகளை உருவாக்கலாம். ஒன்று - சராசரி. இன்னொன்று - கணிப்பு.

சராசரி என்றால் என்ன...?

நீங்கள் பத்தாம் வகுப்பில் எடுத்த மொத்த மதிப்பெண்களின் *சராசரி* என்ன? என்று புரிந்து கொண்டால் சராசரி அளவுகள் எப்படி வருகின்றன என்று புரிந்து கொள்ளலாம்.

பத்தாம் வகுப்பின் ஐந்து பாடங்களில் நீங்கள் எடுத்த மதிப்பெண்கள் அனைத்தையும் கூட்டி, ஐந்தால் வகுக்க வேண்டும். சராசரி கிடைக்க வேண்டுமானால் இரண்டு விஷயங்கள் இருக்கின்றன.

1. அனைத்துப் பாடங்களின் மதிப்பெண்களையும் கூட்டுதல்

2. மொத்தப் பாடங்களின் எண்ணிக்கையால் வகுத்தல்

இப்போது விஷயத்திற்கு வரலாம்.

உங்கள் வீட்டில் ஆறு பேர் இருக்கிறார்கள் என்று வைத்துக் கொள்ளலாம். உங்கள் குடும்பத்தின் சராசரி எடை எவ்வளவு என்று கண்டுபிடிக்க என்ன செய்ய வேண்டும்...?

ஆறு பேரின் எடையைக் கூட்டி, ஆறால் வகுத்தால் சராசரி எடை கிடைத்து விடும். அப்படித்தானே...?

யாருடைய சராசரியை கண்டுபிடிக்க முயல்கிறோமோ அவர்கள் அனைவருடைய விவரங்களும் இருந்தால் மட்டுமே சராசரியைக் கண்டுபிடிக்க முடியும். ஆறு பேருடைய சராசரி எடையை கூட்டுவதற்கு பதிலாக மூன்று பேருடைய எடையை மட்டும் கூட்டினால் உண்மையான சராசரியைக் கண்டுபிடிக்க முடியாது.

தமிழ்நாட்டில் உள்ள மக்களுக்கான சராசரி எடையைக் கண்டுபிடிக்க என்ன செய்யலாம்? சுலபம் தான். . இங்குள்ள ஏழு கோடி மக்களின் எடையையும் கூட்டி, ஏழு கோடியால் வகுத்தால் சராசரி கிடைத்து விடும்.

இந்தியாவின் சராசரி எடையைக் கண்டுபிடிக்க, ஒட்டு மொத்த இந்தியர்கள் 120 கோடி பேரின் எடையையும் கூட்டி, 120 கோடியால் வகுத்தால் கிடைத்து விடும்.

உலக மக்களுக்கான சராசரி கிடைக்கவும் இதே ஃபார்முலா தான்.

நாம் மருத்துவ பரிசோதனை முடிவுகளில் பின்பற்றும் நார்மல் அளவுகள் என்பவை சராசரி முறையில் கணக்கிடப் பட்டவையா...? நிச்சயமாக இருக்க முடியாது. ஏனெனில், சராசரியைக் கணக்கிட வேண்டுமானால் நம்முடைய அளவும், நம் குடும்பத்துடைய அளவும், உலகில் இருக்கும் ஒவ்வொரு தனி மனிதனின் அளவும் தேவைப்படும். இதுவரை நம்மிடமோ, நம் குடும்பத்தாரிடமோ சராசரி அளவு கண்டுபிடிப்பதற்காக உங்கள் ரத்தம் தேவைப்படுகிறது என்று யாரும் கேட்கவில்லை.

அப்படியானால், ரத்தப் பரிசோதனை நார்மல் அளவுகள் என்பவை சராசரி கணக்கீடுகள் அல்ல.

ஒருவேளை இரண்டாம் வகையைச் சேர்ந்த – கணிப்பாக இருக்குமா...?

இப்போது கணிப்பு என்றால் என்ன? என்று புரிந்து கொள்ளலாம்.

உதாரணமாக, தேர்தல் கணிப்புகளை எடுத்துக் கொள்வோம். ஒரு சட்டமன்றத் தொகுதியில் இந்தக் கணிப்பை மேற்கொள்ள

வேண்டுமானால் "சாம்பிளிங்" எனப்படும் உத்தேசமாக சிலரை மட்டும் கருத்துக் கேட்டு முடிவு செய்வது தான் கணிப்பு. ஒரு கோடி பேருக்கான கணிப்பிற்காக பத்துப் பேரிடம் கருத்துக் கேட்பதுதான் கணிப்பு.

கணிப்பு என்பது நம்பகத்தன்மையானதா...? கணிப்பு என்ற பெயரிலேயே அதன் விடை இருக்கிறதே... குத்து மதிப்பாகக் கணிப்பதுதான் கணிப்பு. தமிழ்நாட்டின் சர்க்கரை அளவை கணிக்க வேண்டும் என்றால், இத்தனை கோடி பேருக்கு பதிலாக சில நூறு பேரின் ரத்தத்தை அளவிட்டு, கணிப்பை செய்து விடலாம்.

கணிப்பு என்பது உண்மை எப்படி இருக்கும் என்று மிக மிகச் சில உதாரணங்களை மட்டும் வைத்து கற்பனையாக முடிவு செய்வது. சராசரி என்பது ஒட்டுமொத்த மக்களின் அளவுகளை வைத்து முடிவு செய்வது.

பரிசோதனை முடிவுகளை நாம் ஒப்பிடும் நார்மல் அளவுகள் சராசரி இல்லை என்பது நமக்குப் புரிகிறது. அப்படியானால், கணிப்புகளா.? கணிப்புகளை வைத்து நம் நோய்களை உறுதிப் படுத்திக் கொள்ள முடியுமா என்ன?

ஒருவேளை இந்த சராசரியும் இல்லாமல், கணிப்பும் இல்லாமல் வேறு முறையாக இருக்குமா...?

ஒருவர் நலமாக இருக்கிறார். அவரை அழைத்து ரத்த அளவுகளைப் பரிசோதித்து குறித்து வைத்துக் கொள்வது. இதே போல நலமாக இருப்பவர்கள் நிறைய பேரை அழைத்து சேகரிக்கப்பட்ட மாதிரி அளவுகளை சராசரியாக்கி நார்மலை வெளியிடுகிறார்கள்.

இதனை விரிவாகப் பார்க்கலாம். உடல் நிலையில் எந்த தொந்தரவும் இல்லாத பத்து நபர்களைத் தேர்வு செய்து, அவர்களுடைய ரத்த சர்க்கரை அளவைப் பரிசோதிக்கிறார்கள். அதில் ஒன்பது நபர்களுக்கு தொண்ணூறு மில்லி கிராமும், ஒரே ஒருவருக்கு நானூறு மில்லி கிராமும் வருகிறது என்று வைத்துக் கொள்ளலாம். அனைவருக்குமே எந்த தொந்தரவும் இல்லை என்பதை மறந்து விடக்கூடாது. கிடைத்த ரிசல்ட்டுகள் அனைத்தையும் கூட்டினால் 9 பேரின் 90 மி.கி.யை கூட்டும் போது 810 மி.கி.யும், அதனுடன் நானூறைக் கூட்டினால் 1210 மி.கி. வருகிறது. இதனை மொத்த நபர்களால் வகுத்தால் 121 மி.கி. வருகிறது. இதுதான் நார்மல் அளவு கண்டுபிடிக்கும் வழி.

நாட்டில் உள்ள அல்லது உலகிலுள்ள அனைவருக்கும் ரத்த பரிசோதனை செய்து, அனைத்தையும் கூட்டி, நபர்களின் எண்ணிக்கையால் வகுத்தால் சராசரி கிடைக்கும். ஆனால், நடைமுறையில் அப்படி செய்ய இயலாது. எனவே, சர்வே (கணிப்பு) எடுப்பது போல, சிலரைத் தேர்வு செய்து, அவர்களுக்கு மட்டும் பரிசோதித்து சராசரியை உருவாக்குகிறார்கள். இப்போது 121 மி.கி. எனும் அளவு கிடைத்திருக்கிறது. இப்போது இதுதான் நார்மல் என்று வைத்துக் கொள்வோம். இந்த நார்மலை உருவாக்கும் பரிசோதனையில் பங்குபெற்ற அனைவரும் மறுபடியும் பரிசோதனைக்கு வருகிறார்கள். இப்போது என்ன நடக்கும்? 90 மி.கி. அளவுள்ள ஒன்பது பேரும் நார்மல் என்று அனுப்பப்பட்டு விடுவார்கள். நானூறு மி.கி. அளவுள்ள, ஆனால் உடல் நலத்தில் எந்த தொந்தரவும் இல்லாத ஒருவர் மட்டும் அப்நார்மல். நோயாளி என்ற முத்திரையோடு சிக்கிக் கொள்வார். ஆனால், அவருடைய பரிசோதனை முடிவும் சேர்ந்துதான் நார்மலையே உருவாக்கியது. இப்போது அவருடைய உடல் நலம் கருத்தில் கொள்ளப்படாது, பரிசோதனை அளவு மட்டும் எடுக்கப்பட்டு, அவரே நோயாளியாக்கப்படுகிறார்.

ஒவ்வொரு பரிசோதனைக்கும் நார்மல் அளவு நிர்ணயிக்கப்படும் போது, இப்படியான விலக்குகள் உண்டு. அதனால்தான், வெறும் பரிசோதனை முடிவுகளை மட்டும் வைத்துக் கொண்டு, எந்த முடிவையும் எடுக்க வேண்டாம் என்று ஆய்வாளர்கள் பரிந்துரைக்கிறார்கள். மருத்துவ விதிகளின்படியே, உடல் நிலையும் – பரிசோதனை முடிவுகளும் ஒத்துப் போனால் மட்டுமே அதனைக் கவனத்தில் கொள்ள வேண்டும்.

டாக்டர் தீபக் சோப்ரா தன் நூலில் குறிப்பிட்டுள்ள ஒரு சம்பவத்தை இங்கு குறிப்பிடுவது பொறுத்தமாக இருக்கும். தீபக் சோப்ரா ஒரு அலோபதி மருத்துவர். அமெரிக்க வாழ் இந்தியர். உடல் நலம் மற்றும் மன நலம் குறித்த எண்ணற்ற ஆங்கில நூல்களை எழுதியுள்ளார். டாக்டர் தீபக் சோப்ரா எழுதிய அப்பகுதியை முனைவர் நாகூர் ரூமி தமிழில் "நலம் நலமறிய ஆவல்" நூலில் விரிவாக எழுதியுள்ளார். அதனை இங்கே பார்க்கலாம்.

ஹெரால்டுக்கு எழுபத்தைந்து வயது. தீபக் சோப்ராவிடம் அவரை அவரது மகள் கவலையோடு அழைத்துக்கொண்டு வருகிறார். ஆனால் ஹெரால்டு எந்தக் கவலையும் பட்ட மாதிரி தெரியவில்லை. அவருடைய கடந்தகால ரத்தப் பரிசோதனை அறிக்கைகளைப் படித்துப் பார்த்த தீபக் சோப்ராவுக்கு திகீரென்றது.

அவருடைய BUN அளவு அதாவது ரத்தத்திலுள்ள யூரியா நைட்ரஜன் அளவு 90-ல் இருந்தது.

சாதாரணமாக, 10-ல்தான் இருக்க வேண்டும்! அது 90-ல் இருந்தால் எந்தெந்த உறுப்புகளெல்லாம் பாதிக்கப்படும் என்று ஒரு லிஸ்ட்டை தருகிறார் சோப்ரா. முக்கியமாகச் சிறுநீரகம் பாதிக்கப்படும். பின் கண்கள், நுரையீரல் என்று அந்த பட்டியல் நீண்டுகொண்டே போகிறது.

"ஆனால் இது ஒன்றும் புது பிரச்சனையல்லவே" என்றார் ஹெரால்டு

"அப்படியா? இந்தப் பிரச்சனை இருப்பது உங்களுக்கு முதலில் எப்போது தெரியவந்தது?" என்றார் சோப்ரா.

"நாற்பது ஆண்டுகளுக்கு முன்பு" என்று மிகச் சாதாரணமாகச் சொன்னார் ஹெரால்டு.

இப்போதும் அதிர்ச்சி அடைந்தது டாக்டர் தீபக் சோப்ரா தான். நாற்பது ஆண்டுகளாக ஒருவரின் யூரியா நைட்ரஜன் அளவை 90-இல் வைத்துக்கொண்டு உயிர் வாழ முடியுமா? தீபக் சோப்ராவுக்கு ஒன்றும் புரியவில்லை. ஆனால் ஹெரால்டு சொன்னது உண்மை.

இரண்டாம் உலகப் போரின் போது ராணுவத்தில் பணியாற்றிக் கொண்டிருந்த ஹெரால்டுக்கு வழக்கமான மருத்துவப் பரிசோதனை செய்யப்பட்ட போதுதான் அந்த விஷயம் தெரிய வந்தது. அவருடைய BUN அளவு அப்போதே 90-ஐ எட்டியிருந்தது. லீவு தருகிறேன், உடனே போய்விடு இன்னும் ஐந்து ஆண்டுகள் தான் நீ உயிரோடு இருப்பாய் என்று சொல்லி அனுப்பி விட்டார்கள்.

அடுத்த ஐந்து ஆண்டுகளுக்கு எதைப் பற்றியும் கவலைப்படாமல் சந்தோஷமாக இருந்த ஹெரால்டு, ஐந்து ஆண்டுகள் கழித்த பின், அதே ராணுவ மருத்துவரைப் பார்த்து மீண்டும் அவருடைய கருத்தைக் கேட்கலாம் என்று சென்றிருக்கிறார். இடையில் நோய்க்கு எந்த அறிகுறியையும் அவரது உடல் காண்பிக்கவில்லை. ஆனால், ராணுவ முகாம் மருத்துவர் இறந்துவிட்ட தகவல் கிடைத்துத் திரும்பியிருக்கிறார்

ஐம்பது ஐம்பத்தைந்து வயது இருக்கும் போது மறுபடியும் ஒரு கிட்னி ஸ்பெஷலிஸ்ட்டை பார்த்திருக்கிறார். அவரைப் பரிசோதித்து அதிர்ந்துபோன அந்த ஸ்பெஷலிஸ்ட், நீங்கள் இன்னும் மிகக்குறைந்த காலமே உயிரோடு இருக்கும் வாய்ப்பு

உள்ளது என்று சொல்லிவிட்டு, டயாலிசிஸ் செய்யும்படி சிபாரிசு செய்திருக்கிறார்

அதற்குப் பிறகும் வழக்கம்போல பத்தாண்டுகள் இயல்பாக இருந்துவிட்டு, அதன்பிறகு ஒருநாள் அந்தக் கிட்னி ஸ்பெஷலிஸ்ட்டை பார்க்கச் சென்றிருக்கிறார். அவர் உயிருடன் இல்லை என்ற தகவல் கிடைத்திருக்கிறது.

மூன்றாவதாக ஒரு கிட்னி ஸ்பெஷலிஸ்ட்டைப் பார்க்கச் சென்றிருக்கிறார். உடனே உங்கள் கிட்னியை மாற்ற வேண்டும் என்று அவர் கருத்து சொல்லியிருக்கிறார். அதன் காரணமாக மிகவும் பயந்துபோன அவருடைய மகள், கொஞ்ச நாள் கழித்து மறுபடியும் அந்த கிட்னி ஸ்பெஷலிஸ்ட்டை தொடர்பு கொண்டிருக்கிறார். அவர் இறந்துவிட்டதாக தகவல் கிடைத்துள்ளது! கடைசியாக தீபக் சோப்ராவை பார்க்க அப்பாவும் மகளும் வந்திருந்தனர்.

“மூன்று டாக்டர்கள் இறந்திருக்கின்றனர். இனி டாக்டர்களை நான் பார்க்காமல் இருப்பது அவர்களுக்கு நல்லது” என்று சொல்லியிருக்கிறார் ஹெரால்டு.

இந்த சம்பவத்தினை வெறும் நகைச்சுவையாக மட்டும் பார்க்க முடியாது. ஒரு ஆரோக்கியமான நபரின் உடல் அறிகுறிகளை கவனத்தில் கொள்ளாமல், நாற்பது ஆண்டுகளாக அவருடைய ரத்தப் பரிசோதனை முடிவை மட்டும் எடுத்துக் கொண்டு, அவருக்குக் கொடுக்கப்பட்ட பரிந்துரைகள் என்னென்ன? என்று கவனியுங்கள். இவை அனைத்தும் உடல் அறிகுறிகளை நிராகரித்து விட்டு, ரிசல்ட்டுகளுக்கு மட்டும் முக்கியத்துவம் கொடுத்ததால் நடந்த விளைவு.

உடல்நலத்தை கருத்தில் கொள்ளாது, இந்த பரிசோதனை முடிவுகளை மட்டும் வைத்துத்தான் அலோபதியும் சரி, பேலியோவும் சரி நோய்களையும் – சிகிச்சையையும் முடிவு செய்கிறார்கள். இது ஜோதிட கணிப்பை வைத்து, அறுவை சிகிச்சை செய்வதற்கு ஒப்பானதாகும்.

சரி... நார்மல் வேல்யூ என்று சொல்லப்படும் அளவுகோலின் சிக்கல்களை அப்படியே விட்டு விடுவோம்.

மனிதனின் அடிப்படையே தனித்தன்மைதான். ஒரு மனிதனின் எந்த ஒன்றையும் இன்னொரு மனிதனோடு ஒப்பிடவே முடியாது. துல்லியமாக இரண்டும் ஒன்று அல்ல. அதிலும் வெவ்வேறு சூழலில், வெவ்வேறு உணவு முறைகள், பழக்க வழக்கங்களோடு

வாழும் ஒரு மனிதனை - முற்றிலும் மாறுபட்ட சூழலில் வாழும் இன்னொரு மனிதனோடு ஒப்பிடவே முடியாது. சரிதானே...?

வெயில் அதிகமுள்ள பகுதியில் வாழும் ஒரு நாயை, குளிர் பிரதேசத்தில் கொண்டு போய் விட்டால் என்ன ஆகும்? கொஞ்சம் கொஞ்சமாக தன் உடலை தகவமைத்துக் கொண்டு வாழத் துவங்கும். ஆனால், அதன் உருவத்தில் மாற்றங்கள் வெளிப்படுவதைப் பார்க்க முடியும்.

வெப்ப பகுதியில் உடல் ரோமங்கள் குறைவாக உள்ள நாய்க்கு, குளிர் பிரதேசத்தில் ரோமம் அதிகமாக வளர்ந்து விடும். இதுதான் இயற்கையின் தகவமைப்புத் திறன். இது அனைத்து உயிரினங்களுக்கும் பொதுவானது.

குளிர் பிரதேசத்தில் வாழும் மனிதர்களின் தலை முடியின் நிறம், தோலின் நிறம். குரல், மொழி, பழக்க வழக்கங்கள், உணவு முறை எல்லாமே வேறு மாதிரியானது. வெப்ப பகுதியில் வாழும் மனிதர்களின் தலை முடியின் நிறம், தோலின் நிறம். குரல், மொழி, பழக்க வழக்கங்கள், உணவு முறை எல்லாமே வேறு மாதிரியானது. இந்த இரண்டையும் ஒப்பிட்டு சராசரி நிறம், குரல், உயரம் என்று பொது அளவீடுகளுக்கு வந்து விட முடியுமா என்ன?

இவை எல்லாம் புற அளவுகள். இவைகளே இடத்துக்கு இடம் மாறுபடும் வாய்ப்பிருக்கும் போது அக அளவுகளாக இருக்கும் உறுப்புகளின் அளவு, ரத்தத்தின் தன்மைகள், அளவுகள் எல்லாம் உலகத்துக்கே ஒரே அளவு என்பது சரியானதா...?

இந்தியாவின் இனிப்பு உணவு பயன்பாடு என்பது மற்ற நாடுகளை விட அதிகம் என்பது வெளிப்படையான விஷயம். மலேசியா, சிங்கப்பூரில் ஒரு குளிர்பானம் அருந்தினால் அவற்றின் சர்க்கரை அளவுக்கும் - அதே குளிர்பானத்தை இந்தியாவில் அருந்தினால் அவற்றின் சர்க்கரை அளவுக்கும் வேறுபாடு இருக்கும். அதே போல, அரேபிய உணவுகளின் காரத்திற்கும், இந்திய உணவுகளின் காரத்திற்கும் ஏராளமான வேறுபாடு உண்டு. இவ்வளவு வேறுபாடுகளை வைத்துக் கொண்டு இரண்டு வகை மனிதர்களுக்கு ஒரே நார்மல் அளவை எப்படி உருவாக்க முடியும்...?

பேலியோ முறையிலேயே ரத்தத்தில் கொலஸ்டிரால் அளவு அதிகரித்தால் அதைப் பார்த்து பயப்பட வேண்டாம். அது உங்களை ஒன்றும் செய்யாது என்று சொல்லப்படுகிறது. அலோபதியின் எல்லாப் பரிசோதனைகளையும், அவற்றின் நார்மல்களையும்

ஏற்கும் பேலியோ நிபுணர்கள் கொலஸ்டிராலின் நார்மல் அளவை மட்டும் மீறிக் கொள்ளலாம் என்பது முரணான விஷயம் இல்லையா...?

கொலஸ்டிராலின் நார்மல் அளவுகள் எப்படி பேலியோவை பின்பற்றுபவர்களுக்குப் பொருந்தாதோ, அதே போல உலகின் அனைத்து வகை உணவு, வாழ்க்கை முறைகளுக்கும் பொதுவான நார்மல்கள் இருக்கவே முடியாதல்லவா...?

உலகம் முழுவதும் பாடி மாஸ் இண்டெக்ஸ் எனப்படும் பி.எம்.ஐ. அளவுகளே வெவ்வேறு வகையாக கணக்கிடப்படுகிறது. இந்திய சராசரி உயரத்திற்கும், ஜப்பானிய சராசரி உயரத்திற்கும் வேறுபாடு இருக்கிறதல்லவா...? இரண்டு நாடுகளின் பி.எம்.ஐ. அளவிடும் கருவிகளிலும் உயர அளவை மாற்றினால் மட்டுமே சராசரி பி.எம்.ஐ. காட்டும். அப்படித்தான் ஒவ்வொரு நாட்டிற்கும் தனித்தனியாக உயர அளவை பி.எம்.ஐ. மிஷின்களில் மாற்றி செட் செய்கிறார்கள்.

இப்படி எல்லா வகையிலும் வேறுபட்ட பல்வேறு இனங்கள், குழுக்கள், நாடுகளில் உள்ள மனிதர்களுக்கு உலகப் பொதுவான நார்மல் சாத்தியமில்லை. அப்படியே ஒரு நார்மல் முன்வைக்கப்பட்டாலும், அது அனைவருக்கும் பொருந்திப் போக வேண்டிய அவசியம் இல்லை.

தானிய உணவுகளை அதிகமாக சாப்பிடும் இந்திய, இலங்கை மக்களுக்கும் - காய்கறி உணவுகளை அதிகம் சாப்பிடும் மலேசிய, சிங்கப்பூர் மக்களுக்கும் ஒரே விதமான நார்மலை எப்படி கண்டுபிடிப்பது...? இந்தியர்களின் ரத்தத்தில் சர்க்கரையும், மாவுச் சத்தும் அதிகமாக இருக்கலாம். ஆசியாவின் ஒவ்வொரு நாடுகளுக்குமே இவ்வளவு வேறுபாடு என்றால், சர்வதேசத்துக்கும் ஒரே அளவுகோல் என்பது எப்படி சரியாக இருக்க முடியும்...?

சர்வதேச சராசரியையும் - கணிப்பையும் வைத்துக்கொண்டு அலோபதி சிகிச்சையையும், நோயையும் தீர்மானம் செய்கிறது. அதே வழியில் தான் பேலியோவும் தீர்மானம் செய்கிறது. அதுவும் சமீப காலத்தில் பேலியோ டயட்டிற்கு வருவதற்கு முன்பே அதற்கென பரிந்துரைக்கப்படும் ஆய்வுக்கூடங்களில் பரிசோதனைகளை அவசியம் மேற்கொள்ள வேண்டும். "பேலியோ லேப்" என்ற துணைப் பெயரோடு பல ஆய்வுக் கூடங்கள் இயங்கி வருவதை பெருநகரங்களில் இப்போது பார்க்க முடியும். நோயறிதல் முறையிலேயே சிக்கல் துவங்கும்போது, அது பயன்பாட்டிலும் தொடரும்தானே?

சர்க்கரைக்கு பதிலாக கொழுப்பு: தொடரும் தவறுகள்

நவீன கால மனிதர்களான நம்முடைய உடல் நலக் கோளாறுகளுக்கும், நோய்களுக்கும் அடிப்படைக் காரணம் - வாழ்க்கை முறையின் தவறுகளும், உணவு முறையின் தவறுகளுமே ஆகும்.

எப்போது சாப்பிடுவது? என்ன சாப்பிடுவது? எப்படி சாப்பிடுவது? எவ்வளவு சாப்பிடுவது? என்று உணவில் துவங்கி, எப்போது தூங்க வேண்டும்? ஏன் மூட்டுகளுக்கு வேலை கொடுக்க வேண்டும்? என்பது வரை வாழ்க்கை முறையின் அடிப்படைகள் அனைத்தும் கேள்விக்குள்ளாகி விட்டன. இவை ஒவ்வொன்றுக்கும் தனித்தனியான பயிற்சி வகுப்புகள் நடந்து கொண்டிருக்கும் அளவுக்கு நமது வாழ்க்கையின் அசைவுகள் அனைத்தும் இயந்திர கதியாகி விட்டன.

நம் வாழ்க்கையின் அடிப்படைத் தவறுகள் - உணவுமுறையில் மையம் கொண்டிருக்கின்றன. எந்த வகை உணவுகளை எப்படிக் கையாளுவது என்பதே முக்கியமான பிரச்சினை.

பன்னாட்டு உணவகங்களில் பத்து ஆண்டுகளில் வந்திருக்கும் பொறித்த கோழிகள், ஃபாஸ்ட் புட் என்ற பெயரில் பரிமாறப்படும் குப்பை உணவுகள், ஆரோக்கியமான சிறுதானிய உணவுகள்... என உணவுகளில் எதனை எப்படி கையாள வேண்டும் என்பதை யூ டியூபிலும், வாட்ஸ் அப் செய்திகளிலும் தேடிக் கொண்டிருக்கிறோம்.

உணவு பற்றிய பாரம்பரிய அறிவின் தொடர்ச்சி அறுந்து போய்விட்டது.

நம்முடைய உணவுமுறையை கொஞ்சம் யோசித்துப் பார்க்கலாம். காலை எழுந்தவுடன் டீ. வெறும் வயிற்றில் இரைப்பை சுவற்றில் போய் விழும் முதல் உணவு இது. காலை உணவு எட்டு மணிக்கு தோசை அல்லது இட்லியை பிய்த்து இரைப்பையில் இருக்கும்

டீயின் மேல் போடுகிறோம். அப்புறம், 11 மணியளவில் இரைப்பையில் கிடக்கும் காலை உணவின் மேல் மற்றொரு டீ. 1 மணிக்கெல்லாம் மதிய உணவு.

மதிய உணவு செரித்து முடிப்பதற்குள் 3 மணிக்கு ஒரு டீ, மாலையில் ஒரு சிற்றுண்டியுடன் ஒரு காபி, தொடர்ந்து இரவு உணவு. தூங்கப் போகும் முன்பு ஒரு டம்ளர் பால்.

இப்படி அடுக்கடுக்காக இரைப்பையின் மீது நாம் நடத்தும் தாக்குதல்களுக்கிடையில் செரிமானம் நல்லபடியாக நடந்து முடியவும் வேண்டும். நாம் சாப்பிடும் ஒவ்வொரு உணவிற்கும் இடையில் செரிமானத்திற்கான இடைவெளியையே நாம் தருவதில்லை. என்ன சாப்பிடுகிறோம் என்பது முக்கியம் தான். அதை விட, எப்போது சாப்பிடுகிறோம் என்பதுதான் மிகவும் முக்கியம்.

பசி என்ற அடிப்படை உணர்ச்சியை மறந்து, கடிகார நேரத்திற்கு சாப்பிட்டு விட்டு, இயந்திரம் போல வேலை செய்ய ஓடுகிறோம்.

பேலியோ முறை சொல்வது போல, சர்க்கரை பொருட்களையும் – மாவுச் சத்துள்ள பொருட்களையும் அளவுக்கு அதிகமாக மட்டுமல்ல, முறை தவறி பயன்படுத்தி வந்திருக்கிறோம் என்பது உண்மைதான். ஆனால், நம்முடைய உண்ணும் முறையை ஒழுங்கு செய்தால், இந்தத்தவறுகளைத் திருத்தி விடலாம். இப்போது நாம் செய்த தவறுகள் என்னென்ன என்று புரிந்து கொண்டு, அனைத்தையும் திருத்துவது சரியானதா? அல்லது பேலியோ சொல்வது போல, சர்க்கரைப் பொருட்களை மட்டும் நிறுத்தி விடுவது சரியானதா?

உணவை எப்படிக் கையாள்வது என்ற அடிப்படையை மறந்து விட்ட மனிதர்களுக்கு, உணவு முறையைக் கற்றுத்தர வேண்டும். ஆனால், அவர்கள் தவறாகக் கையாண்ட ஒருவகை உணவை பிடுங்கிக் கொண்டு, இன்னொரு வகை உணவைக் கையில் தருவது சரியானதா? சர்க்கரையையும், மாவுப் பொருட்களையும் சரியாகப் பயன்படுத்தத் தெரியாமல் சிக்கலை உருவாக்கிக் கொண்ட மனிதர்களிடம், அதற்குப் பதிலாகக் கொழுப்பையும், புரதத்தையும் கொடுப்பது நல்லதா? அதே உணவு முறைச் சிக்கல் இதிலும் வந்து விடாதா?

மனிதன் எப்போதுமே இன்ப நுகர்ச்சியில் எல்லைகளை மீறும் குணமுடையவன். தனக்குப் பிடித்த ஒன்றை, அது எவ்வளவு கேடு

விளைவிக்கும் என்று தெரிந்தாலும் அந்த நிமிடம் கிடைக்கும் இன்பத்திற்காக, சுவையுணர்ச்சிக்காக விதிகளைத் தகர்த்து எறிபவன். அந்த அடிப்படையில்தான் இனிப்புகளை எல்லை மீறி உண்கிறான். இதைப் பார்த்த பிறகு, உணவு ஆய்வாளர்கள் என்ன சொல்ல வேண்டும்? இனிப்பு மட்டுமல்ல, எல்லா உணவுகளுக்கும் ஒரு அளவு இருக்கிறது. நமது உடலுக்கு என்று ஒரு தாங்கும் திறன் இருக்கிறது. எதில் எல்லை மீறினாலும் ஆபத்து உருவாகும் என்ற அடிப்படை உண்மையை புரியவைப்பது அல்லவா நிரந்தரத் தீர்வு? அப்படி இல்லாமல், "நீ இனிப்பையும், மாவுப் பொருளையும் அதிகமாக, எல்லை மீறி சாப்பிட்டுக் கொண்டிருக்கிறாய்... இனி மேல் கொழுப்பையும், புரதத்தையும் அதே மாதிரி எல்லை மீறிச் சாப்பிடு..." என்று சொல்வது சரியானதா...? மனித மனங்களின் மிகை நுகர்ச்சியையும், எல்லை மீறலையும் அவர்கள் கேட்கவில்லை என்றாலும் கூட, திரும்பத் திரும்ப சொல்வது தானே புரிந்தவர்களின் பொறுப்பாக இருக்க முடியும்?

இங்கு நாம் பரிந்துரைக்க வேண்டியது மாற்று உணவுகளை அல்ல. சரியான வாழ்க்கை முறையுடன் கூடிய, உணவு முறையை.

அமெரிக்காவில் இதய நோய் தொடர்பான ஒரு ஆய்வினை நடத்தினார்கள். அதன் முடிவில், கை விரல்களில் மஞ்சள் நிறம் கொண்டவர்களுக்கு இதய நோய் ஆபத்து இருப்பதாக அறிவிக்கப்பட்டது. இந்த ஆய்வு முடிவு சொல்வது உண்மைதான். ஆனால், அது முழு உண்மை அல்ல. அவர்கள் ஆய்வுக்கு எடுத்துக் கொண்டவர்களில் மாரடைப்பு வந்த நோயாளிகளில் பெரும்பாலோருக்கு கை விரல்கள் மஞ்சள் நிறமாக இருந்திருக்கிறது. அதன் அடிப்படையில் தான் அப்படி ஒரு முடிவுக்கு வந்திருக்கிறார்கள். ஆனால், இது வெறும் நிறம் தொடர்பான பிரச்சினை அல்ல. அவர்களுக்கு அந்த நிறம் ஏன் வந்தது? என்பதைப் பற்றிப் பேச வேண்டும் அல்லவா? அவர்களுடைய விரல் நிறம் ஏன் மஞ்சளாக மாறியது என்றால், தொடர்ந்து புகைபிடிக்கும் பழக்கத்தால் அப்படி மாறியது. சிகரெட்டில் இருக்கும் நிகோடின் தொடர்ந்து நுரையீரல் வழியாக ரத்தத்தில் கலப்பதால், உடலின் சில பகுதிகள் மஞ்சள் நிறமாக மாறுகின்றன. அப்படித்தான் கைவிரல்களும் மாறியிருக்கின்றன.

இப்போது ஆய்வாளர்கள் மக்களிடம் சொல்ல வேண்டிய விஷயம் எது? மஞ்சள் நிற விரல்கள் உள்ளவர்களுக்கு மாரடைப்பு வரும் என்பதையா..? அல்லது சிகரெட் புகைப்பவர்களுக்கு மாரடைப்பு ஆபத்து அதிகம் என்பதையா...? டென்மார்க்கைச் சேர்ந்த டாக்டர்

உஃபே ராவன்ஸ்கோவ் இந்த ஆய்வின் மீது எழுப்பும் கேள்வி மிக முக்கியமானது.

"கைவிரல்களில் இருக்கும் மஞ்சள் நிறத்தை சுரண்டி எடுத்து விட்டால், இதய நோய் ஆபத்து போய் விடுமா...?" என்பதுதான் அவர் கேள்வி. இதே போன்றதுதான், தவறாகப் பயன்படுத்தப்படும் உணவை சரி செய்வதும், தவறான உணவு முறையையே சரி செய்வதும். எது அடிப்படையானது? என்பதைப் புரிந்து கொண்டால் நாம் மாற்றிக் கொள்ள வேண்டியது வெறும் உணவுகளை அல்ல. வாழ்க்கை முறையை என்பதைப் புரிந்து கொள்ளலாம். "நோய் நாடி நோய் முதல் நாடி" என்பதுதான் அடிப்படையை மாற்றும் வழி. "சர்க்கரைப் பொருட்களைத் தவறாகப் பயன்படுத்துவது நல்லதல்ல. அதற்குப் பதிலாக கொழுப்புப் பொருட்களைத் தவறாகப் பயன்படுத்துங்கள்" என்று கூறுவது அபத்தமானது. தவறு இருக்கும் உணவு முறையைச் சீர் படுத்தினால் அவர்களுக்கான உணவுகளை அவர்களே தேர்வு செய்து கொள்வார்கள்.

பேலியோவின் உளவியல் சிக்கல்கள்

பேலியோ முன்வைக்கும் பல்வேறு கருத்துகளை ஆய்வு செய்து வருகிறோம். அதன் ஒருபகுதியாக கட்டாய உணவு முறையின் உளவியல் சிக்கலை எடுத்துக் கொள்ளலாம்.

நாமோ, நாம் பார்க்கும் பிற மனிதர்களோ பல்வேறு விரத முறைகளைப் பின்பற்றுவதைப் பார்த்திருப்போம். விதம் விதமான விரத முறைகளைப் பின்பற்றுகிறார்கள். தண்ணீர் மட்டும் அருந்திக் கொண்டு, எந்த உணவையும் எடுத்துக் கொள்ளாத நீர் விரத முறை, பழங்களை மட்டும் சாப்பிடும் பழ விரதம், சமைக்காத உணவுகளை மட்டும் உண்ணும் உணவுக்கட்டுப்பாட்டு விரதம் என்று பல வகை விரதங்களை நாம் கேள்விப்பட்டிருப்போம். இவற்றில் எந்த ஒன்றைத் தேர்வு செய்தாலும் அது ஒரு சில நாட்கள் பின்பற்றப்படும் முறையாகவே நாம் அறிந்திருக்கிறோம்.

சாதாரணமாக பல்வேறு உணவுகளை விருப்பப்படி சாப்பிட்டுக் கொண்டு இருக்கும் ஒருவர் ஒரு மாறுதலுக்காகவோ, தன் உடல்நலனுக்காகவோ, நம்பிக்கைக்காகவோ சில நாட்கள் விரதத்தை மேற்கொள்கிறார். சபரிமலைக்கு மாலை அணிந்து கோயிலுக்குச் செல்லத் தயாராகும் ஒருவர் நாற்பது நாட்கள் விரதம் இருக்கிறார். உடல் நிலைக்காக சமைக்காத உணவுகளை எடுத்துக் கொண்டு இன்னொருவர் சில மாதங்கள் தொடர்கிறார். ஆக, இது போன்ற விரதங்கள் என்றாவது முடிந்து, சாதாரண உணவுக்குத் திரும்பி விடும் மனநிலையோடுதான் துவங்கப்படுகின்றன. அப்படி திரும்ப முடியாத ஒருவழிப் பாதையான விரதங்களை இயல்பான மனிதர்களால் ஏற்றுக் கொள்ள இயலாது. அதுதான் மனிதனின் அடிப்படை உளவியல்.

மனித வாழ்வின் நோக்கமே – இயல்பாகவும், மகிழ்ச்சியாகவும் இருப்பதுதான். மனிதனின் முதல் உளவியல் தேவை பாதுகாப்பு. இரண்டாவது தேவை மகிழ்ச்சி. ஆபத்தில் உள்ள மனிதர்கள் முதலில் பாதுகாப்பை உருவாக்கிக் கொள்ள முயல்வார்கள்.

பாதுகாப்பான சூழல் உருவானதும், மனம் ஒரு வெறுமையை உணரும். அப்போது மகிழ்ச்சிக்கான தேடல்கள் துவங்கி விடும். இன்னும் சிலருக்கு, பாதுகாப்பைத் தேடும் சூழலும், காலமும் நீடித்தால் அதனோடு மகிழ்ச்சியைத் தேடும் போக்கும் உருவாகிவிடும். இந்த இரண்டு அடிப்படைத் தேவைகளில் ஒன்று குறைந்தாலும் தன் வாழ்வே வீணாகி விட்டதாக மனம் யோசிக்கத் துவங்கும். இவ்வளவு சிரமத்தில் ஏன் வாழ வேண்டும்? என்ற கேள்வியையும் மனம் தொடர்ந்து எழுப்பும் போது, அதற்கு விடை கண்டுபிடிக்க இயலாத நபர் எவ்வளவு தீவிரமான நபராக இருந்தாலும் தற்கொலை எண்ணம் தானே உருவாகி விடும்.

நமது வாழ்க்கை முறை பாதுகாப்பையும், மகிழ்ச்சியையும் வழங்கும் தன்மையோடு இருக்க வேண்டும் என்பதே எல்லா மனிதர்களின் உளவியல் தேவையாக இருக்கிறது. ஒருவேளை மகிழ்ச்சியே பாதுகாப்பற்ற தன்மையை உருவாக்கி விடும் என்ற நிலை வந்துவிட்டால், தற்காலிகமாக மகிழ்ச்சியை கைவிடுவோம். பாதுகாப்பிற்கு முக்கியத்துவம் தருவோம். ஆனால், மகிழ்ச்சியற்ற, பாதுகாப்பான வாழ்வாகவே முழு காலமும் நீடிக்கும் எனும் நிலை வரும் போது மனிதர்கள் விரக்தி நிலையை அடைகிறார்கள். விலங்குகளுக்கும் – மனிதர்களுக்குமான அடிப்படை உளவியல் வேறுபாடு இதுதான். இந்த அடிப்படையில்தான் ஒரு குறிப்பிட்ட நோயால் தன் வாழ்வு ஆபத்தில் இருக்கிறது என்று புரியும் போது, தனக்கு மகிழ்ச்சியை அளிக்கக் கூடிய உணவை நிறுத்தி விட மனிதர்கள் தயாராகிறார்கள். பாதுகாப்புணர்வு மனதில் எழும் வரைக்கும் இந்த கட்டுப்பாடுகள் தொடர்ந்து கொண்டிருக்கும். அதே நேரம், பாதுகாப்புணர்வு எழுந்த பிறகு, மகிழ்ச்சிக்காக மனம் ஏங்க ஆரம்பிக்கும். அது கிடைக்காத போது, பாதுகாப்பையே கேள்விக்குள்ளாகும்.

இங்கு நாம் பேசுவது நியாயமான, இயல்பான மகிழ்ச்சி குறித்துத்தான். மிகை நுகர்ச்சி மூலமோ, அல்லது போதை அடிமைத்தனத்தை உருவாக்கிக் கொள்வது பற்றியோ அல்ல.

ஒரு சர்க்கரை நோயாளி என்று அறியப்பட்டவர் தன் உணவுகளில் சர்க்கரை உள்ள உணவுகளையே தொடக்கூடாது என்று பரிந்துரைக்கப்படுகிறார். தன் உயிருக்கு ஆபத்து என்ற பயத்தில், பாதுகாப்பின் மீது ஏற்படும் கேள்வியில் சர்க்கரையைத் தவிர்க்க முயல்கிறார். ஆனாலும், அங்கு மீறல் நடந்தே தீரும். எப்போதாவது அவர் சர்க்கரைப் பொருளை குறைந்த அளவாவது எடுத்துக் கொள்ள அனுமதிக்கா விட்டால், அவர் தீவிரமான

முடிவை நோக்கிப் போக வேண்டிய மனநிலை உருவாகும். சில நாட்களே உயிரோடு இருந்தால் போதும், எனக்குப் பிடித்த அனைத்தையும் சாப்பிடுவேன் என்ற எக்ஸ்ட்ரீம் முடிவுகளை நோக்கி கட்டுப்பாட்டாளர்கள் தள்ளப்படுவார்கள்.

இது வெறும் கற்பனை அல்ல. ஆழ்ந்து சிந்தித்தால் வரலாற்று ரீதியான ஏராளமான ஆதாரங்களைப் புரிந்து கொள்ள முடியும். அக்காலத்தில் மழை பொய்த்துப் போகும் போதோ, மன்னர்களின் கூடுதல் வரி, கொள்ளை போன்ற காலங்களினாலோ பஞ்சகாலம் அவ்வப்போது வந்து சேரும். அப்போது கிடைத்ததைச் சாப்பிட்டு உயிரைப் பாதுகாத்துக் கொள்ளும் சூழலுக்கு மக்கள் தள்ளப்படுவார்கள். தன் பாதுகாப்பு உணர்வு கேள்விக்குள்ளாகும் போது, வாழ வேண்டும் என்ற ஒற்றை இலக்கே அவர்களை நகர்த்திக் கொண்டிருக்கும். கப்பைக் கிழங்கை மட்டுமே உணவாகப் பயன்படுத்திக் கொண்டு, உயிர் வாழ்ந்த பஞ்சங்கள் தமிழகத்தில் பதிவு செய்யப்பட்டிருக்கின்றன. இயல்பு நிலைக்கு வந்த பிறகும், பஞ்ச காலத்தில் சாப்பிட்டு வந்த அதே உணவைக் கொடுத்தால் என்ன செய்வார்கள்? அது எவ்வளவு நல்ல உணவாக இருந்தாலும், அதன் மீது ஒரு வெறுப்பு வந்து விடும். பாதுகாப்புணர்வு பெற்ற பிறகு, மகிழ்ச்சியும், மனநிறைவும்தான் மனிதர்கள் அடுத்த தேவைகளாக இருக்கின்றன.

பல நூற்றாண்டுகளாக அரிசி உணவையும், இனிப்புள்ள பொருட்களையும் இயல்பாக சாப்பிட்டு வந்துள்ளோம். இதன் விளைவாக, உடலில் ஒரு தொந்தரவும் இல்லை என்றால் எதைப் பற்றியும் பொருட்படுத்த மாட்டோம். ஒரு தொந்தரவு வந்து விட்டது, அதிலிருந்து நம்மைக் காத்துக் கொள்ள வேண்டும் என்றால், அவ்வுணவுகளை நிறுத்த தயாராகி விடுவோம். ஆனால், இது தற்காலிகமானது என்பதுதான் முக்கியமானது.

சர்க்கரை நோயாளிகள் தொடர்ந்து இனிப்பை புறக்கணிக்க வலியுறுத்தப் பட்டால், என்றாவது ஒருநாள் அதே இனிப்பை மிக மிக அதிகமாக, தூண்டப்பட்ட வெறியோடு உண்பதை நாம் பார்க்க முடியும். உடல் இயல்பை, மனதின் வேகம் வெற்றி கொண்டே தீரும். எனவே, எந்த ஒரு இயல்பான உணவையும் நிரந்தரமாக நிறுத்தி விடுவது என்பது உளவியல் சிக்கலை உருவாக்கும். அதிலும், எல்லா உணவுகளையும் இயல்பாக உண்டு வாழும் மக்களிடையே இருந்து கொண்டு, இயல்பற்ற, கட்டாயமான ஒரு உணவை வாழ்நாள் முழுவதும் கடைபிடிப்பது வாழ்வின் மீதான இறுக்கத்தை உருவாக்கி விடும்.

உணவு உண்பதை வெறும் உடல் அளவிலான பணியாக நாம் குறுக்கிப் பார்க்கக் கூடாது. அது உளவியலோடு தொடர்புள்ள ஒன்றாகும். ஒரு உணவின் சுவையோ, நிறமோ, மணமோ நமக்குப் பிடிக்கவில்லை என்றால் அது நமது மனநிலை தொடர்பானது. மனநிலையில் மாற்றத்தை உருவாக்காமல், அந்த உணவை கட்டாயமாக சாப்பிட வைத்தால் அது உடலால் நிராகரிக்கப்படுவதை நம்மால் உணரமுடியும். குழந்தைகளின் வாந்தியுணர்வை நாம் ஆழ்ந்து கவனித்தால், மனம் உடலில் எவ்வளவு ஆதிக்கம் செலுத்துகிறது? என்பதைப் புரிந்து கொள்ள முடியும்.

உடலியல் - உளவியல் சார்ந்து ஆயிரக்கணக்கான ஆய்வுகள் செய்யப்பட்டுள்ளன. தொடர்ந்து போராடிக் கொண்டேயிருக்கும் மனம் (Psycho psomatic disorder), உடலில் பல நோய்களுக்கு காரணம் என்று ஆராய்ச்சியாளர்கள் உறுதி செய்திருக்கிறார்கள். மனதில் உருவாகும் உணர்ச்சிகளே, உடலில் பல ஹார்மோன்களைத் தூண்டுகிறது என்பதும் நூற்றுக் கணக்கான ஆய்வுகளில் உறுதி செய்யப்பட்டிருக்கின்றன. உதாரணமாக, நமது உடல் ஆபத்துக் காலத்தில் அட்ரினலின் எனும் ஹார்மோனை உற்பத்தி செய்கிறது என்று நாம் பள்ளி, கல்லூரிப் பாடங்களில் படித்திருப்போம். இந்த அட்ரினலின் உற்பத்தியை எது தூண்டுகிறது என்று தெரியுமா? மனம்தான். நம் மனதில் எப்போது பயம் என்ற உணர்ச்சி உருவாகிறதோ, அதன் விளைவாக சிறுநீரகத்தின் மேல்பகுதியில் அமைந்துள்ள அட்ரினல் எனும் நாளமில்லா சுரப்பி, ஹார்மோனைச் சுரக்கிறது. மனிதனின் பாலுறவு தொடர்பான ஹார்மோன்களும் மனதில் தோன்றும் உணர்ச்சிகளால் தூண்டப்படுகின்றன. ஆக, மனது என்பதை ஒரு தனிப் பிரிவு என்று கருத வேண்டியதில்லை. உடலும், மனமும் இணையும் போதுதான் முழுமையான இயக்கம் நடைபெறுகிறது.

நவீன மருத்துவம் உடலையும் - மனதையும் வெவ்வேறானதாகப் பார்க்கிறது. உடலில் வரும் நோய்களை, மனநிலையோடு தொடர்பு படுத்துவதே இல்லை. வெறும் உடலியல் மாற்றங்களை உருவாக்கும் ரசாயனங்களை மட்டுமே நம்பி நவீன மருத்துவத்தின் அடிப்படைக் கட்டுமானம் உருவாக்கப்பட்டுள்ளது. புதிய உளவியல் ஆய்வுகள் மருத்துவத்தின் அடிப்படைகளை மாற்றிக் கொண்டிருக்கின்றன. சிக்மண்ட் பிராய்டு துவங்கிய உடல் - மன ஒருங்கிணைந்த ஆய்வுகளின் வழியாக உருவான சைக்கோனால்டிக் தியரி (Psychoanaltic Theory), டாக்டர் ஹெயின்ராத் "உணர்ச்சிகளால்

தோன்றும் உடல் நோய்கள்'' பற்றிய கொள்கை போன்ற பல வகையான ஆய்வுகள் உடல் நிலை மாற்றத்தில் மனநிலையின் பங்கினை நிரூபிக்கின்றன. டாக்டர் உல்ஃப் அவர்களின் தொடர் ஆய்வுகள் மனநிலை மாற்றங்கள் எவ்வாறு நேரடியாக இரைப்பையையும், செரிமானத்தையும் பாதிக்கின்றன என்று விரிவாகப் பேசுகின்றன. உடற்பருமன் குறித்த ஆய்வுகள் பசிக்கும், மன திருப்திக்குமான தொடர்பு அறுந்து போவதை முக்கியமான காரணமாகக் குறிப்பிடுகின்றன.

உடலியலில் நாம் படித்த பத்திற்கும் மேற்பட்ட மண்டலங்களின் பாதிப்பிற்கும், மனநிலை மாற்றங்களுக்கும் நேரடியாகத் தொடர்பிருக்கிறது என்பதை நவீன மருத்துவம் பல தொடர் ஆய்வுகளுக்குப் பிறகு, இப்போது ஏற்றுக் கொண்டிருக்கிறது.

சரி... நாம் உணவுக்குத் திரும்புவோம். உணவு என்பது உடல் சார்ந்த ஒரு பொருள் மட்டுமா? அதற்கும் மனதிற்கும் எந்த தொடர்புமே கிடையாதா? நிச்சயமாக தொடர்பு இருக்கிறது. உடலுக்கு உகந்த ஒரு உணவை, மனதிற்குப் பிடித்து உண்ணும் போதுதான் அது முழுமையான உடலியல் விளைவுகளை உருவாக்குகிறது. பிடிக்காத ஒரு உணவை, கட்டாயத்தால் உண்ணும் போது அது முழுமையான உணவாக இருப்பதில்லை. உண்ட திருப்தியையும் அது தருவதில்லை. எனவே, நாம் உண்ணும் உணவு உடலுக்குக் கேடு விளைவிக்காததாக இருக்க வேண்டும் என்பதைப் போல, நமக்குப் பிடித்ததாக இருக்க வேண்டும் என்பதும் மிக முக்கியமானது. மனதைப் புறக்கணித்து விட்டு உடலோ, உடலைப் புறக்கணித்து விட்டு மனமோ தனியாக ஆரோக்கியம் பெற இயலாது.

நமக்குப் பிடித்த உணவாக இருக்க வேண்டும் என்றால் – அது பன்மைத்தன்மையோடு இருக்க வேண்டும். ஒரே உணவை தொடர்ந்து சாப்பிட்டுக் கொண்டிருந்தால், அது ஒரு கட்டத்தில் பிடிக்காமல் போய்விடும். நமக்கு எவ்வளவு பிடித்த உணவாக இருந்தாலும், அதனைத் தொடர்ந்து சாப்பிட்டு வந்தால் அதே உணவு நமக்குப் பிடிக்காத உணவாக மாறிப் போகும். அதனால்தான் நமது உணவு முறை பலதரப்பட்ட உணவுகளாலும், வேறுபட்ட சமையல் முறைகளாலும் நிறைந்திருக்கிறது. மனம் எல்லா விஷயத்திலும் பன்மைத் தன்மையோடுதான் இயங்கும்.

பேலியோ உணவுகள் பன்மைத் தன்மைக்கு எதிரானவை. ஒரே வகை உணவுகளைத் தொடர்ந்து உண்டு வருமாறு

வலியுறுத்தப்படுபவை. பரிந்துரைக்கப்படும் உணவுகளை எப்படி மாற்றி, மாற்றி சாப்பிட்டு வந்தாலும் சில நாட்களில் உணவின் மீது வெறுப்புணர்வு ஏற்படுவதைத் தவிர்க்க இயலாது. அதே போல, இனிப்பை முழுமையாகத் தவிர்த்து விட்டு தொடர்ந்து உணவுகளை எடுத்து வந்தாலும், வெறுப்புணர்வு உருவாகும். எந்த ஒரு சுவையையும் முழுமையாகப் புறக்கணிப்பதும் உடலியல் விளைவுகளைத் தோற்றுவிக்கும்.

பல நூற்றாண்டுகளாக அரிசியை பிரதான உணவாக உண்டு வந்த நமது இந்தியச் சமூகம், முழுவதும் அரிசியைப் புறக்கணிப்பது என்பது, அதுவும் சக மனிதர்களால் விரும்பி உண்ணப்பட்டுக் கொண்டிருக்கும் போதே நாம் புறக்கணிப்பது என்பது நிச்சயமாக உளவியல் சிக்கலை உருவாக்கும். மனதின் அடிப்படைத் தேவைகளைப் புரிந்து கொள்ளும் போதே, எந்த ஒரு கட்டாய உணவு முறையும் நீடிக்காது என்பதையும் நம்மால் உணர்ந்து கொள்ள முடியும்.

கூட்டம் கூட்டமாக ஆர்வத்தில் பேலியோவைப் பின்பற்றி வந்த மக்கள், படிப்படியாக அதனைக் கைவிட்டு விட்டு இயல்பான உணவை நோக்கி திரும்பிக் கொண்டிருப்பதை நாம் கண்கூடாகப் பார்க்க முடியும். பேலியோ என்றில்லை.. இயல்புக்கு மாற்றமான எந்தத் தொடர் உணவுக் கட்டுப்பாடும் உளவியல் ரீதியான சோர்வையும், நிறைவின்மையையும் உருவாக்கும். ஆர்வக்கோளாறில் லட்சக்கணக்கில் மக்கள் பின்பற்றி விட்டு, அதிலிருந்து வெளியேறி விடுகிறார்கள் என்ற செய்தியை வெறும் ஆர்வக்கோளாறாகப் புரிந்து கொள்ளக் கூடாது. அது உளவியல் தொடர்பானது.

உடலுக்கும், மன நிலைக்கு எதிரானது என்று ஒரு தனி நபருக்குத் தோன்றும் போதோ, தன்னால் இதனைத் தொடர முடியுமா? என்ற கேள்வி எழும்பும்போதோ உணவுகளை மாற்றிக் கொள்வதற்கான போராட்டத்தை மனம் துவங்கி விடுகிறது.

இதுவரை நாம் பார்த்து வந்த விஷயங்கள் அப்படியே ஒருபுறம் இருக்கட்டும். நாம் அடுத்ததாக, நமது உடலுக்கு சத்துகள் எங்கிருந்து கிடைக்கின்றன? என்ற விஷயத்தை மரபு வழி அறிவியல் கண்ணோட்டத்தில் ஆராய்வோம்.

சத்துகள் எங்கிருந்து வருகின்றன?

இது மிகவும் சாதாரணமான கேள்விதான். இதன் விடை எல்லோருக்கும் தெரிந்திருக்கும். சத்துகள் நாம் உண்ணும் உணவிலிருந்துதான் வருகின்றன. இது ஒரு வகையில் சரியான விடைதான். ஆனாலும், இது முழுமையான விடை இல்லை.

நாம் உண்ணும் சத்துள்ள உணவுகளை எல்லாம் எடுத்து, ஒரு ஆய்வுக்கூடத்தில் கொடுத்து ஒரே ஒரு சொட்டு ரத்தம் தயாரித்துத் தரச் சொன்னால், தயாரிக்க முடியுமா? எவ்வளவு பெரிய உயிரியல் விஞ்ஞானிக்கும் இதைச் சாத்தியம் ஆக்க முடியாது. உடல் இயற்கையைப் புரிந்து கொண்ட எந்த ஒரு விஞ்ஞானியும் இதற்கான முயற்சியையே துவங்க மாட்டார். ஒருவேளை, பிற்காலத்தில் அப்படி உருவாக்கப்பட்டாலும் அது செயற்கையான ரசாயன திரவமாக மட்டுமே இருக்க முடியுமே தவிர, உடல் உருவாக்கும் ரத்தத்திற்கு இணையானதாக இருக்க முடியாது.

உடல் உருவாக்கும் பொருட்களைப் பற்றி நமக்கு முழுமையாகப் புரிய வேண்டுமென்றால், இயற்கைக்கும் (Natural) செயற்கைக்குமான (Artificial) வேறுபாட்டினை அறிந்து கொள்ள வேண்டும். மரபு வழி உணவு, உடல் நலம் தொடர்பான நூல்களை நீங்கள் ஏற்கனவே வாசிக்கும் பழக்கமுள்ளவராக இருந்தால், இந்த உதாரணத்தை ஏற்கனவே நீங்கள் கேட்டிருப்பீர்கள்.

நாம் உண்ணும் உணவுகளை செரிப்பதற்காக நம்முடைய இரைப்பையில் ஒரு அமிலம் இருக்கிறது. அதன் பெயரை நீங்கள் கேள்விப்பட்டிருக்கிறீர்கள்தானே? ஹைட்ரோ குளோரிக் அமிலம். நாம் சாப்பிட்ட உடனேயே இரைப்பைக்குள் செல்லும் உணவுகளை முதல் நிலை செரிமானத்தில் தீவிரமாக வேலை செய்வது இந்த அமிலம்தான். ஒரு மனிதரின் இரைப்பையில் இருந்து, ஒரு சோதனைக்காக இந்த அமிலத்தை ஊசி மூலம் உறிஞ்சி வெளியில் எடுத்து விடுகிறோம் என்று வைத்துக் கொள்ளலாம். சில மில்லி அமிலத்தை இப்போது வெளியில் எடுத்து விட்டோம். அதனைப்

பரிசோதித்து, அது என்ன தன்மையில் இருக்கிறது? நீர்த்து இருக்கிறதா? அடர்த்தியாக இருக்கிறதா? எத்தனை டைலூசன்ஸ்? என்பவற்றை அறிந்து கொள்கிறோம்.

இரைப்பையில் இருந்து எடுக்கப்பட்ட இந்த அமிலத்தை யார் தயார் செய்தது? இது சின்னக் குழந்தைக்குக் கூட பதில் தெரிந்த கேள்விதான். அமிலத்தைத் தயார் செய்தது உடல்தான். அதனால், இதனை இயற்கையான அமிலம் என்று அழைக்கலாம். உண்ட உணவை செரிப்பதற்காக இரைப்பை வைத்திருந்த அமிலத்தை நாம் எடுத்துக் கொண்டோம். எனவே, அதற்குப் பதிலாக அதே அமிலத்தை இரைப்பைக்கு மறுபடியும் கொடுத்து விடலாம் என்று நாம் முடிவு செய்கிறோம். ஆய்வுக்கூடங்களிலும், அறிவியல் மையங்களிலும் இருக்கும் ஹைட்ரோ க்ளோரிக் அமிலத்தை எடுத்து வருகிறோம். நாம் வெளியில் இருந்து கொண்டு வந்த அமிலத்தை செயற்கை அமிலம் என்று அழைக்கலாம். ஏனெனில், அது ஏதோ ஒரு பொருளில் இருந்தோ, பல பொருட்களில் இருந்தோ மனிதர்களால் பகுக்கப்பட்டு, இணைக்கப்பட்டு, செயற்கையாக உருவாக்கப்பட்டது.

இரைப்பையில் இருந்து நாம் சோதனைக்காக எடுத்த இயற்கை அமிலத்தின் தன்மையையும், வெளியில் இருந்து கொண்டுவந்த செயற்கை அமிலத்தின் தன்மையையும் சமன் செய்கிறோம். இரண்டையும் ஒரே தன்மைக்கும், ஒரே அளவுக்கும் கொண்டு வருகிறோம். இப்போது இயற்கைக்கு மாற்றாக, செயற்கை தயாராகி விட்டது. இரைப்பையில் இருந்து எடுக்கப்பட்ட இயற்கை அமிலத்திற்குப் பதிலாக, ஒரு ஊசி மூலம் செயற்கை அமிலத்தை எடுத்து அவர் இரைப்பையில் ஏற்றி விடுகிறோம். அவர் இரைப்பை என்ன ஆகும்?

ஹைட்ரோ குளோரிக் அமிலம் பற்றி சிறிதளவு தெரிந்த யாரும் இதற்கு பதிலளித்து விட முடியும். செயற்கை அமிலம் அவருடைய இரைப்பைச் சுவற்றை அரித்து விடும். அல்லது ஏதாவது ஒரு பாதிப்பை உருவாக்கி விடும். இது ஏன் நடக்கிறது? என்று யோசித்துப் பாருங்கள். ஏற்கனவே இரைப்பையில் இருந்த அமிலம் - இயற்கையானது. நாம் வெளியில் இருந்து ஏற்றி விட்ட அமிலம் செயற்கையானது. எனவே, இந்த வேறுபாடு இருந்தே தீரும். இரண்டும் உருவத்தில் ஒன்றாக இருக்கலாம். ஆனால், வினைபுரியும் தன்மையில் வெவ்வேறானவை.

இயற்கையாக நம் இரைப்பையில் உருவாகும் அமிலம் எங்கிருந்து உருவாகிறது? அதே இரைப்பைச் சுவர்களில் இருந்துதான்

உருவாகிறது. இந்த அமிலத்தின் தன்மையே அரித்து விடுவதாக இருந்தால், இரைப்பைச் சுவர்களை அரித்து, ஓட்டை போட்டிருக்க வேண்டாமா? ஆனால், இயற்கையான அமிலம் அப்படிச் செய்வதில்லை. அது எங்கு இருக்கிறதோ, அதற்குத் தகுந்து அதன் வேலைத் தன்மையை மாற்றிக் கொள்கிறது. செயற்கையாக நாம் தயாரிக்கிற அமிலத்திற்கு இந்த இயல்பறிவு இருப்பதில்லை. எல்லா இடத்திலும் ஒரே வேலையை மட்டுமே செய்கிறது. இந்த வேறுபாட்டை ஆய்வுக் கூட கருவிகளை மட்டும் வைத்துக் கொண்டு அறிந்து விட முடியாது. ஏனெனில், ஆய்வுக் கூடக் கருவிகள் அமிலத்தின் வடிவத்தை மட்டுமே காட்டும். கூடுதலாக, அது பிற ரசாயனங்களோடு எவ்வாறு வினை புரிகிறது என்பதைக் காட்டும். ஆனால், உடலுக்குள் சென்று, இயற்கையாக என்ன செய்யும் என்பதை வேதியியல் ஆய்வுகள் மூலம் முழுமையாக அறிந்து விட முடியாது. பல மனிதர்களுக்கு ஏற்றி, பரிசோதிக்கும் பயன்பாட்டு ஆய்வுகள் மூலமே அதை அறிந்து கொள்ள முடியும். அதனால்தான், அலோபதி மருத்துவத்தின் புதிய ரசாயன மருந்துகளை என்னதான் ஆய்வுக் கூடங்களில் விதம் விதமாகப் பரிசோதித்தாலும், இறுதியில் விலங்குகளிடமும் – மனிதர்களிடமும் கொடுத்து, பயன்பாட்டு ஆய்வுகளைச் செய்கிறார்கள்.

இப்போது நாம் ஒரு முடிவிற்கு வரலாம். இயற்கையாக உடல் தயாரிக்கும் ரசாயங்களும், செயற்கையாக ஆய்வுக் கூடங்கள் தயாரிக்கும் ரசாயனங்களும் தன்மையில் வெவ்வேறானவை. மூலக்கூறு வடிவத்தில் ஒன்றாக இருக்கலாம். அப்படியானால், இயற்கைக்கு மாற்று செயற்கையாக இருக்க முடியாது, சரிதானே?

உடல் பற்றி இவ்வளவு தூரம் பார்த்து விட்டு, இன்னொரு விஷயத்தைச் சொல்லாமல் கடந்து போவது சரியாக இருக்காது. இயற்கையும், செயற்கையும் வெவ்வேறு தன்மைகளைக் கொண்டவை என்பது உண்மையானால், உடல் தயாரிக்கும் இயற்கை விட்டமின்களும் – ஆய்வுக்கூடங்களில் தயாரிக்கப்படும் செயற்கை விட்டமின்களும் ஒன்றா? உடல் தயாரிக்கும் புரதங்களும், செயற்கைப் புரதங்களும் ஒன்றா? இயற்கையான கால்சியமும், செயற்கைக் கால்சியமும் ஒன்றா? மருந்துக் கடையில் நமக்குப் பரிந்துரைக்கப்படும் எல்லா செயற்கை ரசாயனங்களையும் இப்படி கேள்விக் கேட்டு, பதிலைப் புரிந்து கொள்ளுங்கள்.

அதே போல, நாம் உணவு உண்பதே சத்துகளுக்காகத்தான் என்று சொல்கிறார்கள். அது ஒருவகையில் சரியானதுதான் என்றாலும், முழுமையான உண்மை அல்ல. அதனை

இயற்கையான சத்துகளுக்காக என்று கூறினால் வேண்டுமானால் முழுமையாக இருக்கும். உதாரணமாக, நாம் அரிசி சாப்பிடுவது கார்போஹைடிரேட்களுக்காக, பருப்பு சாப்பிடுவது புரோட்டீன்களுக்காக, காய்கறிகள் சாப்பிடுவது நார்ச்சத்துகளுக்காக, முட்டை - கால்சியத்துக்காக...என்று ஒவ்வொரு உணவையும் சத்துகளின் சேர்மானங்களாக மட்டுமே பார்த்து விட முடியாது. ஏன் அப்படிப் பார்க்க முடியாது? நமது உடல் ஆரோக்கியமாக இயங்குவதற்கு என்னென்ன சத்துகள், எவ்வளவு அளவில் தேவைப்படுகிறது? என்று ஒரு உணவு நிபுணரிடம் பட்டியல் வாங்கிக் கொள்ளலாம். அந்தப் பட்டியலை மருந்துக்கடையில் கொடுத்தால், அனைத்துச் சத்துகளும் மாத்திரை வடிவில் கிடைக்கும். ஒருநாளைக்குத் தேவையான சத்துகளுக்கான மாத்திரைகளை தண்ணீரில் கரைத்து அப்படியே குடித்து விடலாம். இனி, அரிசி, பருப்பு, காய்கறி, முட்டை என்று எந்த உணவுமே தேவையில்லை. அப்படித்தானே? செயற்கை ரசாயனச் சத்துகளை மட்டும் சாப்பிட்டுக் கொண்டு உணவுப் பொருட்களின் தேவையின்றி உயிர் வாழ்ந்து கொள்ள முடியுமா?

இப்படி யாராவது ஒரு விஞ்ஞானியோ, மருத்துவரோ, உணவு நிபுணரோ எந்த நாட்டிலாவது வாழ்வதைக் கேள்விப்பட்டிருக்கிறீர்களா? விண்வெளி ஆய்வுக்குச் செல்லும் போது இப்படியான மாத்திரை வடிவ உணவுகளைக் கொடுக்கும் வழக்கம் இருந்தது. ஆனால், அவர்கள் பூமிக்கு வந்தவுடன் முதல் வேலையாக அவர்களுடைய செரிமான மண்டலங்களை சுத்தம் செய்து, பழச்சாறுகளையும், இயற்கையான உணவுகளையும் கொடுத்து, இயல்புக்குத் திரும்பச் செய்வார்கள். உடல்நிலை குறித்து எல்லா மருத்துவப் பரிசோதனைகளையும் செய்து பார்ப்பார்கள். சாப்பாடே தேவையில்லாமல் மாத்திரைகளை விழுங்கிக் கொள்வது எளிமையாக இருந்தால் ஏன் அதனையே தொடரக் கூடாது? (இப்போது விண்வெளி வீரர்களுக்கு பதப்படுத்தப்பட்ட உணவுகள் வழங்கப்படுகின்றன. மாத்திரை உணவுகள் குறைக்கப்பட்டு விட்டன.) உணவுகளில் இருப்பவை இயற்கையான உயிருள்ள சத்துகள். செயற்கை ரசாயனங்களில் உயிர்த்தன்மை இருப்பதில்லை. எனவே, இரண்டும் ஒன்று இல்லை.

நாம் துவங்கிய இடத்திற்கே வந்து விடலாம். உடல் தயாரிக்கும் பொருட்களின் பெயர்தான் சத்துகள். வெளியில் இருந்து செயற்கையாக மாத்திரை, மாவு, திரவ வடிவங்களில் நாம் கொடுப்பதெல்லாம் செயற்கையானவை. இயற்கையான

சத்துகளை உடலே தயாரித்துக் கொள்கிறது. அப்படி தயாரித்துக் கொள்வதற்காக உடலுக்கு உணவு தேவைப்படுகிறது. உணவு என்னும் கச்சாப் பொருட்களைப் பயன்படுத்தி, உடல் தயாரிப்பவைதான் சத்துகள். எனவே, சத்துகள் உணவில் இருந்தால் மட்டும் போதாது. அதனைப் பிரித்தெடுக்கும் ஆற்றலை உடல் முழுமையாகப் பெற்றிருக்க வேண்டும். உதாரணமாக, உடலின் செரிமானத் திறன் குறைந்திருக்கும் போது நாம் கொடுக்கும் சத்துள்ள உணவுகளில் இருந்து, உடலால் சத்துகளைப் பிரித்தெடுக்க இயலாது. உடலும் – உணவும் இணைந்துதான் தேவையான சத்துகளை உருவாக்குகின்றன. எனவே, உடலை விட்டு விட்டு, உணவை மட்டும் சத்துகளோடு இணைத்துப் பார்ப்பது முழுமையான புரிதலைத் தராது. சத்துகள் பற்றிய இந்த அடிப்படைப் புரிதலோடு, அடுத்த கட்டத்தைப் பார்க்கலாம்.

உணவைப் பயன்படுத்தி நமது உடல் எவ்வாறு சத்துகளை உருவாக்கிக் கொள்கிறது? என்ற கேள்விக்கான விடையை நோக்கி நகரலாம்.

நமது உடல் இரண்டு விதங்களில் சத்துகளை உருவாக்கிக் கொள்கிறது. முதல் வழி – நேரடியாக எடுத்துக் கொள்வது (Direct Absorption), இரண்டாவது வழி – உருமாற்றி எடுத்துக் கொள்வது (Conversion). இதனை கொஞ்சம் விரிவாகப் பார்க்கலாம்.

நேரடியாக சத்துகளை எடுத்துக் கொள்ளும் விதத்தைத்தான் நம் பள்ளிப் பாடங்களில் இருந்து இப்போது வரை படித்துக் கொண்டே இருக்கிறோம். இதற்கு அதிக உதாரணங்களோ, விளக்கங்களோ தேவையில்லை. நாம் உண்ணும் உணவில் என்ன வகை சத்துகள் இருக்கின்றனவோ, அவற்றை உடல் அப்படியே எடுத்துக் கொள்வதுதான் நேரடியாக சத்துகளை எடுத்துக் கொள்வது என்று கூறுகிறார்கள். பாலில் கால்சியம் இருக்கிறது, வெண்டைக்காயில் இரும்புச் சத்து இருக்கிறது என்று கூறுவதெல்லாம் இந்த அடிப்படையில்தான். இதில் ஒரே ஒரு விஷயம் மட்டும் புரிந்து கொண்டால் போதுமானது. உணவில் உள்ள எல்லா சத்துகளையும் உடல் எப்போதும் எடுத்துக் கொள்வதில்லை. தனக்குத் தேவையில்லாத சத்துகளை நிராகரித்து, கழிவுகளின் வழியாக வெளியே தள்ளி விடும். எனவே, நேரடியாக எடுத்துக் கொள்வது என்பதோடு – உடலின் தேவைக்கேற்பத்தான் எடுத்துக் கொள்ளும் என்பதையும் புரிந்து கொள்ள வேண்டும்.

உதாரணமாக, அயோடினை எடுத்துக் கொள்ளலாம். உலகில் உள்ள 234 நாடுகளில் 32 நாட்டு மக்களுக்குத்தான் அயோடின் குறைபாடு இருக்கிறது. இதனை கணக்கிட்டால் உலக மக்கள் தொகையில் வெறும் இரண்டு சதவிகித மக்களுக்குத்தான் அயோடின் குறைபாடு இருப்பதாக கணக்குகள் சொல்கின்றன. அதே போல, இந்தியாவின் அயோடின் பற்றாக்குறை உள்ளவர்களின் சதவிகிதம் மிக மிகக் குறைவு. அதிலும் தமிழ்நாட்டில் தேசிய அளவை விடக் குறைவாகவே தேவைப்படுகிறது. ஆனால், மத்திய அரசு உணவு தரக் கட்டுப்பாடு விதிகளின் மூலமாக இந்தியா முழுவதும் தயாரிக்கப்படும் உப்பில் அயோடின் சேர்ப்பதை கட்டாயம் ஆக்கி விட்டது. சமையலுக்குப் பயன்படும் உப்பின் மூலம் அயோடின் நமது உடலுக்குள் செல்லும். அயோடின் பற்றாக்குறை உள்ளவர்களுக்கு அது பயன்படும் என்ற அடிப்படையில் இது அமல்படுத்தப்படுகிறது.

நாம் ஏற்கனவே பார்த்த இயற்கை, செயற்கை ரசாயனங்கள் பற்றிய புரிதலோடு, இப்பிரச்சினையை அணுகினால் இன்னும் பல உண்மைகளைப் புரிந்து கொள்ளலாம். மத்திய அமெரிக்க மக்களுக்கு அயோடின் பற்றாக்குறை இருப்பதை 1924 ஆம் ஆண்டு அந்நாட்டு அரசு கண்டுபிடித்தது. அப்பகுதியில் வாழும் மக்களுக்கு மட்டும் அயோடினை உப்பின் மூலம் கலந்து கொடுத்தார்கள். அதற்குப் பின்பு நடத்தப்பட்ட ஆய்வுகளில், அப்பகுதி மக்களுக்கு அயோடின் பற்றாக்குறை தொடர்பான பிரச்சினைகள் குறைந்திருப்பதை கண்டுபிடித்தார்கள். ஆனால், அயோடின் மிகுதியால் உருவாகும் ரத்த அழுத்தம், மாரடைப்பு போன்ற புதிய பிரச்சினைகள் அதிகமாகி விட்டன. இது குறித்து விரிவான ஆய்வுகளை டாக்டர் சௌந்திர பாண்டியன் "உங்கள் தட்டில் உணவா? விஷமா?" கட்டுரைத் தொடரில் குறிப்பிட்டுள்ளார். இதிலுள்ள முக்கியமான பிரச்சினை இயற்கை அயோடினுக்குப் பதிலாக, செயற்கை அயோடினைப் பயன்படுத்தியதுதான்.

சரி, இது ஒரு புறம் இருக்கட்டும். இப்படி தேவையில்லாத மக்களுக்கெல்லாம் அயோடின் கொடுப்பது பற்றிய அலோபதி மருத்துவர்களும், அரசாங்கமும் என்ன சொல்கிறது? என்பதைப் பார்க்கலாம். "யாருடைய உடலுக்கு அயோடின் தேவைப்படுகிறதோ அந்த உடல் மட்டும் எடுத்துக் கொள்ளும். அயோடின் தேவையற்ற மனிதர்கள் அதனைச் சாப்பிடும் போது, சிறுநீரில் அது வெளியேறி விடும்" என்று சொல்கிறார்கள். இதுதான் உடலின் இயல்பு. தேவையற்ற சத்துகளை நாம் உணவின் மூலமோ, ரசாயனமாகவோ கொடுக்கும் போது உடல் அதனை நிராகரித்தும் கழிவுகளின் மூலம்

வெளியேற்றி விடும். அதற்காக திரும்பத் திரும்ப ரசாயன சத்துகளை உடலுக்குள் திணித்துக் கொண்டேயிருந்தால் உடலின் ஆற்றல் வீணாவதோடு, ரசாயனங்களின் விளைவுகளும் உடலில் தோன்றும்.

நாம் உண்ணும் இயற்கையான உணவுகளில் இருந்து, உடல் தனக்குத் தேவையான சத்துகளை எடுத்துக் கொள்கிறது. இதன் பெயர்தான் – நேரடியாகப் பெறுதல். இரண்டாவது முறையின் பெயர் – உருமாற்றத்தின் மூலம் பெறுதல்.

உதாரணமாக, நமது உடலுக்கு கால்சியம் தேவைப்படுகிறது என்று வைத்துக் கொள்ளலாம். இப்படி சொன்னவுடன் ஆய்வுக்கூட பரிசோதனைகள் மூலம் கால்சியத்தை அளந்து பார்த்துச் சொல்லும் ரிசல்ட் போல இதனை நினைத்துக் கொள்ள வேண்டாம். நாம் உடலின் சார்பாக பேசுவதாக வைத்துக் கொள்ளலாம். நமது உடலுக்கு உண்மையில் கால்சியம் தேவைப்படுகிறது. இப்போது நமக்குப் பசிக்கிறது. பசித்து, பிடித்து, ரசாயனம் இல்லாமல், அளவோடு நாம் உண்ணும் உணவில் கால்சியம் இருந்தால் அதனை உடல் நேரடியாக எடுத்துக் கொள்ளும். ஒருவேளை, நமக்குப் பசிக்கும் போது, நமக்குப் பிடித்து, ரசாயனம் இல்லாமல், அளவோடு உண்ணும் உணவில் கால்சியம் இல்லையென்றால்? இப்போது உடல் என்ன செய்யும் என்பதுதான் முக்கியமானது.

நாம் சாப்பிட்ட உணவில் கால்சியம் இருக்கிறதா? என்று உடல் தேடுகிறது. அதில் இல்லை என்று தெரிந்தவுடன், வேறு என்ன விதமான பொருட்கள் இருக்கின்றன என்று பகுத்து எடுத்துக் கொள்கிறது. உதாரணமாக, நாம் சாப்பிடும் உணவில் கால்சியம் இல்லை. மெக்னீசியம்தான் இருக்கிறது. இப்போது உடல் என்ன செய்யும் தெரியுமா? மெக்னீசியத்தை கால்சியமாக மாற்றி, எடுத்துக் கொள்ளும். கிடைக்கும் சத்தினை, தனக்குத் தேவையான சத்தாக மாற்றிக் கொள்வதைத்தான் நாம் உருமாற்றிப் பெறுதல் என்று அழைக்கிறோம்.

நாம் பல முறை கேள்விப்பட்ட உதாரணம்தான். நமக்கு கால்சியம் தேவையென்றால், பால் சாப்பிடுகிறோம். பாலினை உற்பத்தி செய்யும் மாடுகளுக்கு கால்சியம் தேவையென்றால் யார் கொடுப்பது? மாடுகள் புல்லில் இருக்கும் மெக்னிசியத்தை உண்டு, கால்சியத்தை உற்பத்தி செய்கின்றன. உலகில் உள்ள எல்லா உயிரினங்களுக்கும் உருமாற்றிப் பெறும் வழி தெரியும். அதனால்தான், சில நேரங்களில் அலோபதி மருத்துவர்கள் கூட கால்சியம் தேவைக்கு, கீரைகளை சாப்பிடுமாறு சொல்கிறார்கள்.

கீரைகளில் கால்சியம் இருக்கிறதா என்ன? இல்லை அவற்றில் மெக்னீசியம்தான் இருக்கிறது. நமது உடல் கீரைகளில் இருந்து கிடைக்கும் மெக்னீசியத்தை எடுத்துக் கொண்டு, கால்சியமாக உருமாற்றிக் கொள்கிறது. இது குறித்த ஆய்வுகள் 1940 களிலேயே விரிவாகச் செய்யப்பட்டன. பிரெஞ்சு உயிரியல் விஞ்ஞானி டாக்டர் லூயி கேர்வரான் எண்ணற்ற ஆய்வுகள் மூலம் இதனை நிரூபித்துள்ளார். அவருடைய நூலான "பயோலஜிகல் ட்ரான்மியுடேசன்ஸ்" என்ற ஆய்வு நூலின் மூலம் விரிவாக விளக்கியுள்ளார். கோழி முட்டைகளில் கால்சியம் உருவாவது குறித்தும், கடல் சிப்பிகளில் கால்சிய உருவாக்கம் குறித்தும் அவரது ஆய்வுகள் விரிவான விளக்கங்களைத் தருகின்றன.

உடல் தன் தேவைக்கேற்ப உருவாக்கும் உத்தியைத் தீர்மானிக்கிறது. தனக்கு எது தேவையோ அது நாம் உண்ணும் உணவில் இருந்தால் அதனை அப்படியே எடுத்துக் கொள்கிறது. தேவையான சத்துப் பொருள் நம் உணவில் இல்லையென்றால், என்ன கிடைக்கிறதோ அதிலிருந்து தன் தேவையை உருவாக்கிக் கொள்கிறது. இங்கு நாம் கவனிக்க வேண்டிய விஷயம் - பசித்துச் சாப்பிடுகிறோமா? பிடித்துச் சாப்பிடுகிறோமா? உடலுக்குத் தீங்கு விளைவிக்கும் ரசாயனமில்லாத உணவைச் சாப்பிடுகிறோமா? நம் தேவைக்கு அளவாகச் சாப்பிடுகிறோமா? என்பவற்றை மட்டும்தான். உணவில் என்ன சத்துகள் இருக்கின்றன? என்று தெரிந்து கொள்ள வேண்டிய வேலை நம்முடையது அல்ல.

முழுமையாக கொழுப்பில்லாத உணவுகளை மட்டுமே சாப்பிட்டு வரும் ஆட்டின் உடலில் எங்கிருந்து கொழுப்பு உருவாகிறது? ஆடு உண்ணும் உணவுகளைப் பட்டியலிட்டுப் பாருங்கள். கொழுப்புக்கும் அதன் உணவுகளுக்கும் ஏதாவது தொடர்பு இருக்கிறதா? எண்ணெயில் பொறித்த உணவுகளையோ, அசைவ உணவுகளையோ ஆடு சாப்பிடுவதே இல்லை. ஆனாலும், ஆட்டின் உடலில் கொழுப்பு அதிகமாகவே இருக்கிறது. இதை உருவாக்கியது ஆட்டின் உடல்தான். கிடைக்கிற உணவைக் கொண்டு, தனக்குத் தேவையானதை உருவாக்கிக் கொள்கிறது இயற்கை அறிவு பெற்றிருக்கும் உடல்.

மிகச் சமீபத்தில் கண்டுபிடிக்கப்பட்ட இன்னொரு ஆய்வு குறித்தும் நாம் அறிந்து கொள்வது ஆழமான புரிதலைக் கொடுக்கும். நேரடியான ரசாயனப் பொருட்களையோ, சத்துகளையோ பயன்படுத்தாமல் இயற்கையிலிருந்து தூய்மையான உணவை உற்பத்தி செய்ய முயன்ற பின்லாந்து நாட்டின் ஆய்வு இது.

அந்நாட்டிலுள்ள சோலார் ஃபுட்ஸ் எனும் நிறுவனம் இதற்கான ஆய்வு முயற்சிகளை பல ஆண்டுகளாக மேற்கொண்டு வருகிறது. சென்ற ஆண்டு ஆய்வில் வெற்றி பெற்று விட்டார்கள். நமது எதிர்கால உணவில் அந்தக் கண்டுபிடிப்பு தவிர்க்க முடியாததாக மாறிப் போகும் வாய்ப்பு உண்டு.

அது என்னதான் கண்டுபிடிப்பு? இயற்கை ஆற்றல்களைக் கொண்டு உணவு உற்பத்தி செய்யும் ஆய்வு. காற்று, தண்ணீர், சூரிய ஒளி இவை மூன்றை மட்டுமே பயன்படுத்தி உணவுப் பொருள் ஒன்றை உற்பத்தி செய்துள்ளார்கள். இதில் காற்றிலும், சூரிய ஒளியும் நேரடியாக எந்த பருப்பொருளும் இல்லை. தண்ணீரில் ஹைட்ரஜனும், ஆக்சிஜனும் குறிப்பிட்ட விகிதத்தில் இணைந்துள்ளன. வேறு எந்த ரசாயனச் சத்துகளையோ, பருப்பொருட்களையோ சேர்த்துக் கொள்ளாமல் இம்மூன்றை மட்டுமே வெவ்வேறு விகிதங்களில் கலந்து ஒரு மாவுப் பொருளை உருவாக்கிவிட்டார்கள். இப்படி உருவான பொருளுக்கு “சோலெயின் ப்ரோட்டீன்” என்று பெயர் வைத்திருக்கிறார்கள். சோலெயின் என்ற சொல் சோலார் என்ற சூரிய ஒளியைக் குறிக்கிறது. ஏன் புரோட்டீன் என்று இணைத்து பெயர் வைத்திருக்கிறார்கள் தெரியுமா? ஆய்வின் முடிவில் கிடைத்த மாவுப் பொருள் நாம் ஏற்கனவே அறிந்திருக்கும் புரோட்டீன் (புரதம்) போலவே இருந்ததாம். ஆக, இதிலிருந்து நாம் என்ன அறிந்து கொள்ளலாம்?

புரோட்டீன் அல்லது புரோட்டீன் போன்ற ஒரு பொருளை இயற்கையாக உருவாக்க எந்த திடப்பொருளும் தேவைப்படவில்லை. தண்ணீர், சூரிய ஒளி, காற்று இவை மூன்று மட்டுமே போதுமானதாக இருந்திருக்கிறது. உருமாற்றிப் பெறுதல் என்ற உடலின் உருவாக்கும் முறைதான் இது. சத்துப் பொருளே இல்லாமல், நேரடியாக இயற்கை ஆற்றல்களில் இருந்து ஆற்றலைப் பெற்று, அதிலிருந்து தேவையான சத்துகளைப் பெறும் முறை. இதை நமது உடல் ஏற்கனவே அறிந்திருக்கிறது. அதிகாலை வெயிலில் நின்றால் உடலுக்குத் தேவையான விட்டமின் டி கிடைக்கிறது என்று பல ஆண்டுகளாகவே நாம் தெரிந்து வைத்திருக்கிறோம். விட்டமின் டி கிடைப்பதால் கால்சியமும் அதிகரிக்கிறது என்று ஆய்வாளர்கள் சொல்கிறார்கள். எந்த பருப்பொருளும் இல்லாமல், ஒளியாற்றலில் இருந்து விட்டமின் டி எனும் ஒரு வகைச் சத்தினை நம் உடலால் உருவாக்க முடிகிறது.

இதே செயலைத்தான், உடலுக்கு வெளியே ஆய்வாகச் செய்து காட்டி வெற்றி பெற்றிருக்கிறார்கள் பின்லாந்து விஞ்ஞானிகள்.

சோலார் ஃபுட்ஸ் நிறுவனம் சொல்கிறது "உலகின் முதல் ஆர்கானிக் உணவு இதுதான். தூய்மையான இயற்கை ஆற்றலிலிருந்து உருவானது". அவர்கள் சொல்வது ஒருபுறம் இருந்தாலும், அதனைப் பயன்படுத்தி பயன்பாட்டு ஆய்வுகள் மேற்கொள்ளப்படும் போதுதான் உண்மை முழுமையாக வெளிவரும். இங்கு சோலெயின் புரோட்டீன் பற்றி நாம் அறிந்து கொள்வதால், அது உடலுக்கு நன்மை தரும் உணவு என்று புரிந்து கொள்ள வேண்டாம். அதனை இப்போதே கண்டுபிடிக்க இயலாது. நாம் இங்கு புரிந்து கொள்ள வேண்டிய விஷயம் – இயற்கை ஆற்றல்களில் இருந்து ஒரு பருப்பொருளை, சத்துப் பொருளை உருவாக்க முடிகிறது என்பதைத்தான்.

ஆக, நம் உடல் தனது தேவைக்கேற்ப இரண்டு வழிகளில் சத்துகளை உருவாக்கிக் கொள்கிறது. நேரடியாகப் பெறுவதன் மூலமும், உருமாற்றிப் பெறுவதன் மூலமும் சத்துகளை உற்பத்தி செய்து கொள்கிறது. இங்கு உணவின் முக்கியத்துவம் இரண்டாம் பட்சம்தான். சத்துகளை உருவாக்கிக் கொள்ள உணவு தேவைப்படுகிறது. ஆனால், நமக்குத் தேவையான சத்துகள் அவ்வுணவில் இருக்க வேண்டும் என்ற அவசியம் இல்லை. இந்த உடலியல் புரிதலில் இருந்து பேலியோ உணவுகளைப் பார்க்கும் போது இரண்டு சிக்கல்களை நம்மால் புரிந்து கொள்ள முடியும்.

ஒன்று பிடித்துச் சாப்பிடுவது என்ற விஷயத்தை பேலியோ துவங்கிய, சில நாட்களிலேயே கைவிட்டு விடுவோம். ஆரோக்கியத்திற்கான கட்டாயமாக, வேறு வழியின்றி சாப்பிடத் துவங்கி விடுவோம். இரண்டாவதாக, கொழுப்பையும், புரதத்தையும் பெறுவது என்ற நோக்கத்தில் உணவை பகுத்துப் பார்த்து சாப்பிட வேண்டிய அவசியம் வந்து விடுகிறது. நாம் என்னதான் பிரித்துப் பிரித்து சாப்பிட்டாலும், உடலுக்கு என்ன தேவையோ அதைத்தான் உருவாக்கப் போகிறது? எனவே, உணவினை சத்துகள் அடிப்படையில் பகுத்துப் பார்ப்பது அவசியமற்றது. இப்படிப் பகுத்துப் பார்த்து சாப்பிடச் சொல்லும் உணவு முறையான சமச்சீர் உணவு முறையை பேலியோ எதிர்க்கிறது. ஆனால், பகுப்பின் ஒரு பகுதியை வைத்துக் கொள்கிறது பேலியோ.

நோய்கள் எவ்வாறு சரியாகின்றன?

உலகின் எந்த ஒரு மருத்துவ முறையைப் பின்பற்றினாலும், உணவு முறையைப் பின்பற்றினாலும் உடலில் உள்ள சில நோய்கள் குணமாவதை நாம் நேரடியாகவே உணர்ந்திருப்போம். இதில் உணவு, மருத்துவ முறையின் பங்கு எவ்வளவு? அதன் பின்னணியில் இருக்கும் உடலின் பங்கு எவ்வளவு? என்று அறிந்து கொள்வது அவசியமானது. சத்துகளின் அதே கதைதான் நோய்கள் குணமாவதிலும் இருக்கிறது. சத்துகள் உருவாக்கத்தில் உணவின் பங்கு அவசியம்தான். ஆனால், உடலின் பங்கு மகத்தானது. அதே போல, நோய்கள் குணமாவதில் உடலின் பணி என்ன? என்று புரிந்து கொள்வது அவசியமானது.

"சிகிச்சை பலனின்றி உயிரிழந்தார்" - இப்படி ஒரு தலைப்புச் செய்தியை அடிக்கடி நாம் நாளிதழ்களில் பார்த்திருப்போம். இதற்கு என்ன அர்த்தம்? கடுமையான உடல் பாதிப்பால் மருத்துவமனையில் அனுமதிக்கப்பட்டிருந்த ஒருவருக்கு, தீவிரமான சிகிச்சைகளை மருத்துவர்கள் அளித்தார்கள். ஆனாலும், பலன் கிடைக்காமல் அவர் இறந்துபோய் விட்டார்.

ஏன் இறந்து போய் விட்டார்? சிகிச்சை அளிக்காமலா? அல்லது பலன் அளிக்காமலா? செய்தி தெளிவாகச் சொல்கிறது 'பலன் அளிக்காமல்' என்று. சிகிச்சை அளிப்பவர் மருத்துவர் என்று நமக்குத் தெரியும். அவர் தீவிரமாக சிகிச்சை அளித்திருக்கிறார் என்றும் புரிந்து கொள்ள முடிகிறது. இந்த பலன் அளிப்பவர் ஒழுங்காக பலன் அளித்திருந்தால் மரணம் வந்திருக்காது. அப்படியானால், பலன் அளிப்பவர் என்று யாரைச் சொல்கிறார்கள்? கடவுளையா...? இல்லை. நமது உடலையே பலன் அளிப்பவர் என்று சொல்கிறார்கள்.

இதிலிருந்து ஒரு விஷயத்தை நாம் புரிந்து கொள்ள முடியும். நோயிலிருந்து விடுபட வேண்டுமானால் சிகிச்சை அளிப்பது மட்டும் போதாது, பலன் கிடைப்பதும் சரியாக இருக்க வேண்டும்.

மருத்துவர்களும், மருத்துவமும் சரியாக இருந்தால் போதாது, உடலும் அதன் பலன் அளிக்கும் திறனும் நன்றாக இருக்க வேண்டும்.

உணவு முறையின் மூலமும், மருத்துவ முறைகளின் மூலமும் நம் உடல் எனும் பலன் அளிப்பவருக்கு உதவி செய்து கொண்டிருக்கிறோம். நாம் நோய்களைக் குணப்படுத்திக் கொண்டிருக்கவில்லை. ஆக, நோய்களைக் குணப்படுத்திக் கொண்டிருப்பவர் உடல்தான். உடலின் நோய் தீர்க்கும் ஆற்றல்தான். இந்த நோய் தீர்க்கும் ஆற்றல் குன்றிப் போயிருப்பவர்களுக்கு என்ன சிகிச்சை கொடுத்தாலும் சரியாகாது. அதே போல, நோய் தீர்க்கும் ஆற்றல் வலுவாக இருப்பவர்களுக்கு சிகிச்சையே கூட அவசியப்படாது. வாழ்க்கை ஒழுங்கும், உணவு ஒழுங்கும் இருந்தால் நோய்களை உடலே சரி செய்து விடும்.

நமது உடலுக்கு நோய் தீர்க்கும் ஆற்றல் உண்டு என்பதை உலகின் அத்தனை மருத்துவங்களும் ஏற்றுக் கொள்கின்றன. ஏனெனில், அடிப்படை அறிவியலை யாராலும் மறுக்க முடியாது. ஆனால், அதனை வெளிப்படையாக எல்லாருக்கும் புரியும் படி பேசுவதில்லை. அதனால், பொதுமக்கள் நோயைத் தீர்ப்பது மருத்துவமும், உணவும்தான் என்று தவறாகப் புரிந்து கொள்கிறார்கள்.

நமது உடலின் நோய் தீர்க்கும் ஆற்றல் எவ்வாறு நோய்களைத் தீர்க்கிறது? என்பதை சுருக்கமாக நாம் புரிந்து கொள்ளலாம்.

நாம் உதாரணங்களுக்குச் செல்வதற்கு முன்பு, உடல் தன் நோய் தீர்க்கும் ஆற்றலின் வழியாகச் செய்யும் பணிகளை நான்காகப் பிரித்துக் கொள்ளலாம். மொத்த பணிகளையும் புரிந்து கொள்வதற்கு வசதியாக இருக்கும். இதனை அக்குபங்சர் படிப்பில் "ஃபோர் ஆர் தியரி" (Four R Theory) என்று சொல்வார்கள். ஆர் என்ற ஆங்கில எழுத்தை முதல் எழுத்தாகக் கொண்ட, நான்கு சொற்களை இந்த தியரி விளக்குகிறது.

1. **ரீச்சார்ஜ் (Recharge)** – நம் பல்வேறு வேலைகளைச் செய்யும் போதும், பயிற்சியின் போதும் உடல் ஆற்றலை இழந்து, சோர்வடைவோம். இது முழு உடல் சோர்வாகவும் இருக்கலாம் அல்லது உடலின் ஒரு பகுதியின் சோர்வாகவும் இருக்கலாம். அப்படி இழந்த ஆற்றலை மீண்டும் தரும் வேலையை நமது உடலின் நோய் தீர்க்கும் ஆற்றல் செய்கிறது. இதைத்தான் ரீச்சார்ஜ் என்று அழைக்கிறோம்.

2. **ரிப்பேர் (Repair)** – நமது உடலின் அக, புற உறுப்புகள் எதுவும் பாதிப்படைந்து விட்டால் அதனை சரி செய்வதை ரிப்பேர் என்று அழைக்கிறோம்.

3. **ரிமூவ் (Remove)** – உடலிற்குள் உருவாகும் கழிவுகளை வெளியேற்றும் செயலைத்தான் ரிமூவ் என்று அழைக்கிறோம்.

4. **ரெசிஸ்ட் (Resist)** – உடலுக்கு ஆபத்து விளைவிக்கும் அந்நியப் பொருட்களை உடலுக்குள் நுழைய விடாமல் எதிர்த்து வெளியேற்றுவதை ரெசிஸ்ட் என்று அழைக்கிறோம்.

இந்த நான்கு சொற்களின் சுருக்கமான பொருளைத் தெரிந்து கொண்டோம். ஆனால், உடலின் நோய் தீர்க்கும் பணிகள் மிகவும் ஆழமான, விரிவான தன்மையோடு இயங்குகிறது.

உடலின் நோய் தீர்க்கும் பணிகளை சில உதாரணங்கள் மூலம் புரிந்து கொள்ளலாம். நம்முடைய உடலில் ஒரு நீளமான, ஆழமான காயம் ஏற்பட்டு விடுகிறது. காயத்தில் இருந்து ரத்தம் வெளியேறிக் கொண்டிருக்கிறது. இது எவ்வளவு நேரம் நீடிக்கும்? காயத்தின் வழியாக உடலிலுள்ள ஒட்டுமொத்த ரத்தமும் வெளியேறிவிடுமா? உண்மையில் அப்படி நடப்பதில்லை.

உடலில் இருந்து ரத்தம் வெளியேறத் துவங்கியவுடன் அது காற்றுடன் வினைபுரிகிறது. தோலின் மேற்பகுதியில் காற்றுடன் வினைபுரியும் ரத்தம் பசையாக மாறுகிறது. உடலில் ஏற்கனவே இறந்த செல்களைப் பயன்படுத்தி இந்தப் பசை உடலால் உருவாக்கப்படுகிறது. நம் ரத்தத்தில் உள்ள வெள்ளை அணுக்கள் காயம் பட்ட இடத்திற்கு வந்து, உடலின் வெளிப்புறத்தில் இருந்து உடலுக்கு ஊறு விளைவிக்கும் துகள்கள் எதுவும் உள்ளே செல்லாதவாறு பாதுகாக்கிறது. காயத்தில் ஏற்கனவே ஊடுருவி இருக்கும் துகள்களை அகற்றுகிறது. எளிமையாகச் சொன்னால் காயத்தைச் சூழ்ந்து தூய்மைப்படுத்துகிறது. ரத்தத்தில் உள்ள இன்னொரு அணு பிளேட்லெட்டுகள் என அழைக்கப்படும் ரத்தத் தட்டுக்கள். இவை காற்றுடன் வினைபுரிந்து பைப்ரினோஜன் என்ற நூல் இழைகளை உருவாக்குகிறது. இந்த இழைகள் காயத்தின் மேற்புறத்தில் கிழிந்த தோலை இணைக்கும் வேலையிலும், காயமுற்ற தசைகளை சரி செய்யும் வேலையிலும் இறங்குகின்றன.

தோலின் மேற்புறம் பசையாலும், இழைகளாலும் மூடப்படுவதால் சில நிமிடங்களில் ரத்தம் உறைந்து வெளியேறுவது தடைப்படும்.

இதை ஆங்கிலத்தில் கிளாட்டிங் டைம் என்று சொல்வார்கள். ரத்தம் தானே உறைந்து தன் வெளியேற்றத்தை நிறுத்திக் கொள்வது.

நம் உடலில் இருந்து தேவையற்ற ரத்த வெளியேற்றத்தை முதற்கட்டமாக தானே நிறுத்திக் கொள்கிறது ரத்தம். இந்த முயற்சியில் முழு வெற்றி கிடைக்காத போது ரத்தம் உறைதல் தாமதமாகும். போதிய ஆரோக்கியம் இல்லாத நபர்கள், நோய் தீர்க்கும் ஆற்றல் குறைந்த நபர்கள் போன்றவர்களுக்கு ரத்தத்தின் இந்த உறைதல் இயக்கம் தாமதமாகலாம். ஆனாலும் உடல் அப்படியே விட்டு விடுவதில்லை. ஏனென்றால் நம் உடலின் அடிப்படை அமைப்பான, தேவையான ரத்தம் வெளியேறுவதை உடல் விரும்பாது. ரத்த உறைவு முயற்சியைத் தொடர்ந்து தோலை இணைக்கும் வேலையையும் ரத்தம் செய்யும். இதனை பிளீடிங் டைம் என்று சொல்வார்கள். ரத்தம் தானாக உறைவதில் தாமதம் ஏற்பட்டாலும், தோலை இணைத்து ஒரு தடையை ஏற்படுத்துவதன் மூலம் ரத்த வெளியேற்றத்தை உடல் தடைசெய்கிறது.

இத்துடன் உடலின் வேலைகள் முடிந்து விடுவதில்லை. அந்த காயத்தினால் ஏற்பட்ட தசை, தோல் பாதிப்புகளைச் சரி செய்யும் வரைக்கும் தொடர்ந்து உடல் அந்தப் பகுதிக்குத் தேவையான அனைத்து உதவிகளையும் செய்துகொண்டே இருக்கும்.

ஒரு காயத்தை முற்றிலும் குணமாக்கி, அதன் தழும்பை நீக்கும் வரை உடல் தொடர்ந்து வேலை செய்கிறது. எவ்வளவு பெரிய காயமானாலும் சரி. நாளுக்கு நாள் அதை ஆற்றி, அதன் தொந்தரவுகளில் இருந்து நம்மை விடுவித்துக் கொண்டேயிருக்கிறது. இதுதான் உடலின் நோய் தீர்க்கும் திறன். இந்த நோய் தீர்ப்பின் ஒரு பகுதியைத்தான் நவீன மருத்துவம் எதிர்ப்பு சக்தி என்ற வார்த்தையால் குறிப்பிடுகிறது. உடலில் காயம் ஏற்பட்டு, அதன் பாதிப்புகளைச் சீர் செய்து கொண்டிருக்கும் அதே நேரத்தில் உடலின் நோய் தீர்க்கும் ஆற்றல் இன்னொரு முக்கியமான வேலையையும் செய்கிறது. அதுதான் உடலின் ரத்த அளவைப் பராமரித்தல். உடலிலுள்ள ரத்தம் திடீரென வெளியேறத் துவங்கினால், உடலின் ரத்த அழுத்தம் மாறுபடும். அதனால், ரத்த ஓட்டம் பாதிக்கப்படும் அபாயமும் உள்ளது. இதனைச் சீர் செய்யும் RAS (Renin Angiostensin Aldosterone) எனும் ஒழுங்கு அமைப்பு நம் உடலில் இயங்குகிறது. இருக்கும் ரத்தத்தை வைத்து ஓட்டம் கெடாமல், அழுத்தத்தைச் சீர் செய்து உடலைப் பாதுகாக்கிறது.

காயம் ஏற்பட்டவுடன், நாம் மருத்துவமனையில் அனுமதிக்கப்பட்டு, ஐசியூவில் சேர்க்கப்பட்ட பின்பு, அங்குள்ள மருத்துவர்கள் நமக்கான உதவிகளைச் செய்வதற்கும் பல மணி நேரங்களுக்கு முன்பாகவே நம் உடலின் நோய் தீர்க்கும் ஆற்றல் உடலைப் பாதுகாக்கிற வேலையைத் துவங்கி விடுகிறது. இந்த ஆற்றலுக்கு உதவி செய்வதுதான் மருத்துவங்களின் வேலை. உடலின் நோய் தீர்க்கும் ஆற்றல் சரிவர வேலை செய்யவில்லை எனில், எந்த மருத்துவமும் வேலை செய்யாது. இதைத்தான் பலன் தரும் நபர் என்று கூறுகிறோம். அடுத்த விஷயத்திற்குப் போகலாம்.

பலவீனமாக களைத்துப் போயிருக்கும் ஒருவரை ஓய்வெடுக்க அனுமதித்தால் என்ன ஆவார்? நாள் முழுவதும் உடல் சோர்வுறும் அளவிற்கு உழைக்கிறோம் என்று வைத்துக் கொள்ளலாம். கை, கால்கள் எல்லாம் அயர்ச்சியடைந்துள்ளன. இந்த நிலையில் இரவு தூங்குகிறோம். மறுநாள் காலை எழும் போது முதல் நாளின் சோர்வு அப்படியே இருக்குமா? அல்லது குறைந்திருக்குமா? நிச்சயமாக குறைந்திருக்கும் அல்லது நீங்கியிருக்கும். இது எப்படி ஏற்பட்டது? இதுதான் உடலின் நோய் தீர்க்கும் ஆற்றல்.

பலவீனம் அடைந்திருக்கும் உடலின் உள்ளுறுப்புக்களை புத்துணர்வு அடைய வைப்பது உடல்தான். சோர்வை நீக்கி, உடலின் அயர்ச்சியைப் போக்கியது உடல்தான். இதை உடல்தான் செய்கிறது என்பதை நாம் கவனிக்கத் தவறுகிறோம்.

ஒரு நபருக்கு கை எலும்பில் கீறல் விழுந்துவிட்டது என வைத்துக் கொள்ளலாம். ஏதோ ஒரு எதிர்பாராத விபத்து அல்லது தவறி விழுந்ததால் ஏற்பட்ட எலும்பு கீறல். இந்தக் கீறலை சரி செய்ய நம்முடைய தாத்தாமார்கள் என்ன செய்தார்கள் தெரியுமா? கீறல் விழுந்த பகுதியை அதன் வெப்பத்தைக் கொண்டும், வீக்கம், வலி போன்ற அறிகுறிகளைக் கொண்டும் கண்டுபிடிப்பார்கள். மேற்கூறிய தொந்தரவுகளை வைத்து எலும்பில் ஏற்பட்டுள்ளது கீறலா அல்லது முறிவா என்பதைக் கூட கண்டுபிடித்து விட முடியும். அப்படி கண்டுபிடித்த பின்பு கையின் வெளிப்புறத்தில் மேலும், கீழுமாக இரண்டு மரத்துண்டுகளை வைத்து கை அசையா வண்ணம் கட்டுப் போட்டு விடுவார்கள். இதுதான் சிகிச்சை.

பாதிக்கப்பட்ட எலும்புப் பகுதியை அசைய விடாமல், அதன் இணைப்பை உறுதிப்படுத்தும் விதமாக ஒரு கட்டு மட்டும் போட்டால் போதுமா? ஆமாம் போதும். நம் உடலின் நோய் தீர்க்கும் ஆற்றல் கீறல் விழுந்த அல்லது முறிந்த பகுதியை ஒட்டி

விடும். அதற்கென்று தனியாக மருந்துகளோ, ஒட்டும் பசையோ தேவையில்லை. அதெப்படி தானாக ஒட்டிக் கொள்ளும்.?

முறிந்த எலும்பு அல்லது கீறல் விழுந்த எலும்பு தானாக இணைந்து கொள்ளும். அது தான் எலும்பின் இயல்பான குணம். உயிருள்ள உடலினுள் முறிந்த எலும்புகளை இணைத்துக் கட்டிவிட்டால் அது படிப்படியாக இணைந்துவிடும் என்பதுதான் அறிவியல். அதை அறிநதிருந்தார்கள் நம் தாத்தாக்கள். இப்படி கட்டுப் போடுவது கீறல் விழுந்த பகுதி இணைவதற்கு ஏற்ற வகையில் அது அசையாமல் இருப்பதற்குத் தானே தவிர வேறு காரணம் இல்லை. இப்படி வெளியில் இருந்து உதவி செய்தால் போதும். நோய் தீர்க்கும் ஆற்றல் உடலுக்குள் செய்ய வேண்டிய வேலைகளை தானே செய்து கொள்ளும். காயங்களைச் சரி செய்து கொள்வதில் இன்னொரு உதாரணத்தினைப் பார்க்கலாம்.

பெண் குழந்தைகளுக்கு சிறு வயதில் காதணி விழா நடத்துவோம். காதுகளில் சிறு துளையிட்டு, காதணி அணிவிப்பதுதான் இந்த விழா. நம்மைப் பொறுத்தவரை அது ஒரு அழகு சேர்க்கும் விழா. உடலைப் பொறுத்த வரை காதில் துளையிடுவது காயத்தை ஏற்படுத்துவது. துளையிடப்பட்டவுடன், வெளியேறும் ரத்தத்தை நோய் தீர்க்கும் ஆற்றல் உடனடியாக நிறுத்துகிறது. அதன் பின்பு, வழக்கம் போல ஒரு காயத்தை எப்படி சரியாக்க முயலுமோ அதே பணியை இங்கும் துவங்கும். நாம் துளையிட்ட பகுதியில் சிறிய தோடு ஒன்றை அணிவித்து விடுவதால், அதனை மட்டும் விட்டு விட்டு காயத்தின் பிற பகுதிகளை சரி செய்து விடும். ஒருவழியாக நாம் குழந்தையின் காதுகளோடு காதணியும் இருக்கும் படி உடலைப் பழக்கி விடுகிறோம். ஆனாலும், உடல் தன் நோய் தீர்க்கும் பணியை முழுமையாக நிறுத்தி விடாது. காதணிகளைக் கழற்றி வைக்கிற வரை காத்துக் கொண்டிருக்கும்.

தொடர்ந்து காதணிகளை அணிந்து கொண்டேயிருக்கும் பெண்களுக்கு இதுபற்றி தெரியாது. ஆனால், ஏதோ ஒரு காரணத்தால் காதணிகளை சில நாட்களுக்கு அணியாமல் வெறும் காதுகளாக விட்டு விட்டால் என்ன நடக்கும்? பல ஆண்டுகளுக்கு முன்பாக குழந்தையாக இருக்கும் போது நாம் உருவாக்கிய காதுகளின் காயத்தை உடல் இப்போது சரி செய்ய முயலும். வேக வேகமாக துளையை மூடும் பணியைத் துவங்கி விடும். உடலின் காயம் உருவாகி எத்தனை ஆண்டுகள் ஆனாலும், நோய் தீர்க்கும் ஆற்றல் அதனை சரி செய்யும் முயற்சியைக் கைவிடுவதே இல்லை.

இப்படித்தான் நம் உடல் தன்னைத்தானே சரி செய்து கொள்கிறது.

தூசி நம் கண்களில் பட்டு விடுகிறது. இப்போது நம் உடல் என்ன செய்கிறது? தூசியை எதிர்த்து வெளியேற்ற உடனடியாக கண்களில் கண்ணீரைச் சுரக்கிறது. இந்தக் கண்ணீர் சுரப்பு எதற்காக என்று நமக்குப் புரியும். கண்களை தூசி என்னும் கழிவுப்பொருளில் இருந்து பாதுகாக்க கண்ணீர் வருகிறது. இதே போன்று நம்மால் பார்க்க முடியாத கழிவுப் பொருட்கள் கண்களில் ஊடுருவும் போதும் கண்ணீர் வரும். ஒரு நாள் இரவு முழுவதும் தூங்க முடியவில்லை. கண்களில் எரிச்சல் ஏற்படுகிறது. தூக்கத்தால் கிடைக்க வேண்டிய குளிர்ச்சி கண்களுக்குக் கிடைக்காததால் வெப்பமடைகின்றன. இப்போது கண்களின் வெப்பம் என்பதும் கழிவு தானே? இதை வெளியேற்ற கண்கள் என்ன செய்கின்றன? இப்போதும் கண்ணீர் மூலமாக வெளியேற்றும். முன்பு தூசி கண்ணில் பட்டபோது நமக்குப் புரிந்தது... கண்ணீர் எதற்கு வருகிறது என்பது. ஆனால் இப்போது காரணமே இல்லாமல் கண்ணீர் வருவதாக நாம் நினைக்கிறோம். நம்முடைய வசதிக்காக கண்களை எப்படியெல்லாம் தொந்தரவு செய்கிறோம் என்பதை மறந்து விட்டு, அதைச் சரிசெய்வதற்காக கண்ணீர் வருவதை மிகப்பெரிய தொந்தரவாக நினைக்கிறோம்.

கண்களின் அணுக்கள், நரம்புகள் ஆகியவற்றைச் சரிசெய்வதற்காக கண்கள் வெப்பமடைவதும், எரிச்சல் ஏற்படுவதும், சிவந்து விடுவதும், கண்ணீர் வருவதும், அரிப்பு ஏற்படுவதுமான தொந்தரவுகள் நம் நோய் தீர்க்கும் ஆற்றலால் தோற்றுவிக்கப்படுகின்றன. அனைத்துமே நம் கண்களை குணப்படுத்தவும், பாதுகாக்கவும் தான்..

அதே போல எரிச்சல் என்பதைப் பார்க்கலாம். ஒருவருக்கு தலைவலி ஏற்படுகிறது. அவர் தலைவலியைப் போக்குவதற்காக ஒரு தைலத்தைத் தடவுகிறார். வலி இருந்த பகுதியில் இப்போது எரிச்சல் ஏற்படுகிறது. எரிச்சலைக் கண்டு பயந்து மருத்துவரிடம் போகிறோமா? அப்படிப் போவதில்லை. ஏனென்றால் வலியைப் போக்குவதற்காக எரிச்சலை நாம் தான் ஏற்படுத்தினோம். இப்போது எரிச்சல் என்றால் என்ன? வலி இருக்கும் இடத்தில் நாம் ஏற்படுத்திய செயற்கையான எரிச்சல் வலியைப் போக்குகிறது. அதே நபருக்கு திடீரென்று நெற்றியில் எரிச்சல் ஏற்படுகிறது. தலைவலி இல்லாத நிலையில் இயற்கையாக எரிச்சல் ஏற்படுகிறது. இப்போது அவர் என்ன செய்வார்? எரிச்சலுக்காக மருத்துவரிடம் போவார். எரிச்சல் என்பது வலியைப் போக்குவதற்காக உடலில் ஏற்படும்

மாற்றம். அப்படியானால் இப்போது ஏற்பட்டிருக்கும் எரிச்சல் நமக்குத் தெரியாத, நம்மால் உணர முடியாத வலியை நீக்குவதற்காக வந்திருக்கலாம் அல்லவா? ஆனால் நாம் அப்படிப் புரிந்து கொள்வதில்லை. இதை ஒரு புதிய தொந்தரவாகப் பார்க்கிறோம்.

முன்பு நாம் பார்த்த தூசி இப்போது மூக்கிற்குள் போகிறது. இப்போது உடலின் நோய் தீர்க்கும் ஆற்றல் என்ன செய்யும்? மூக்கிற்குள் அந்நியப் பொருட்கள் நுழைவதைத் தடுக்க இயற்கையாகவே ரோமங்கள் காணப்படுகின்றன. அதைத் தாண்டி தூசி நுழையும் போதுதான் எதிர்ப்பு சக்தியின் வேலை தேவையாக இருக்கிறது. இப்போது தும்மலை ஏற்படுத்துகிறது உடல். இந்தத் தும்மல் நல்லதா? கெட்டதா? சந்தேகமேயில்லாமல் நல்லதுதான். அவ்வாறு தும்மல் வரவில்லை என்றால் தூசி போன்ற உடலிற்கு ஒவ்வாத கழிவுப்பொருட்கள் மூக்கின் வழியாக உள்ளே போக வாய்ப்பு ஏற்படும்.

நமக்கு ஏற்படும் தும்மலின் வேகம் எவ்வளவு தெரியுமா? நமது விஞ்ஞானிகள் கண்டுபிடித்திருக்கிறார்கள் 180 கி.மீ வேகம் முதல் 220 கி.மீ வரை இருக்குமாம். சாதாரணமாக யோசித்துப் பாருங்கள். ஒரு வாகனத்தை இந்த வேகத்தில் ஓட்டவேண்டுமென்றால் (புல்லட் ரயிலைத் தவிர வேறு எதுவும் இந்த வேகத்தில் ஓடாது) எவ்வளவு எரிபொருள் தேவைப்படும்? அதே போலத்தான் நம் உடலிற்கு ஒரு தும்மலை ஏற்படுத்த எவ்வளவு சக்தி தேவைப்படும்? அவ்வளவு சக்தியை வீணாக ஒரு தும்மலிற்காக உடல் செலவளிக்கிறது என்றால் அது எவ்வளவு முக்கியமான வேலையாக இருக்கும்? நாம் சாதாரண தும்மல் தானே என்று நினைக்கிறோம். அந்நியப் பொருளை உடலிற்குள் ஊடுருவ விடாமல் தடுக்கும் மிக முக்கியமான வேலைகளில் ஒன்று தும்மல். தூசி மட்டுமல்லாமல் நம் கண்களுக்குப் புலனாகாத கழிவுப்பொருட்களும் மூக்கின் வழியாக உள்ளே செல்ல வாய்ப்புண்டு. அப்போதெல்லாம் நம் எதிர்ப்பு சக்தி தும்மல் மூலமாக அதைத்தடுக்கும். காரணமில்லாமல் தும்மல் வருகிறதே என்று நாம் சலித்துக் கொள்வோம். தும்மலை நிறுத்த மருத்துவரிடம் போவோம். ஆனால் உடல் எந்த ஒரு வேலையையும் காரணமின்றிச் செய்வதில்லை.

எல்லா தடுப்பு நடவடிக்கைகளையும் மீறி, மருந்து மாத்திரைகளின் உதவியோடு தூசி மூக்கிற்குள் நுழைகிறது. மூக்கின் உட்பகுதியில் இருக்கும் "மியூகஸ் மெம்பரேன்" எனப்படும் சைனஸ் ஈரமான சவ்வு இப்படி நுழையும் கழிவுப் பொருட்களை ஈர்த்து தன்னிடம் ஒட்ட வைத்துக் கொள்கிறது. இப்படி ஒவ்வொரு

முறையும் மூக்கின் உள்ளே நுழையும் கழிவுப் பொருட்களை சைனஸ் சவ்வு தன்னிடம் வைத்துக் கொள்கிறது. நம்முடைய நோய் தீர்க்கும் ஆற்றல் ஆரோக்கியமாக இருக்கும் சூழலில், உள்ளே சேமித்து வைக்கப்பட்டிருக்கும் கழிவுகளை தும்மல் மூலம் வெளியேற்றத் துவங்குகிறது. இப்போது ஏற்படும் தும்மல் என்பது உள்ளேயிருக்கும் கழிவுகளை வெளியே தூக்கி எறிவதற்காக ஏற்படுவது. இதை அனுமதிப்பது நல்லதா? அல்லது வெளியேற்றப்படுகிற கழிவுகளை உடலுக்குள்ளேயே பத்திரமாக வைத்துக் கொள்வது நல்லதா? தும்மல் தொடர்ந்து ஏற்படுகிற போது நாம் பயந்துபோய் அதை நிறுத்த ஏற்பாடு செய்கிறோம். ஆனால் நோய் தீர்க்கும் ஆற்றலால் நடத்தப்படுகிற முக்கியமான வேலை என்பதை நாம் மறந்து விடுகிறோம். தும்மல் என்பது வெளியே இருந்து மூக்கிற்குள் நுழைய முயலும் கழிவுப் பொருட்களை எதிர்க்கவும், உள்ளே தேங்கிய கழிவுகளை வெளியேற்றவும் உடலால் நடத்தப்படுகிற எதிர்ப்பு இயக்கம் என்பதை நாம் புரிந்துகொள்ள வேண்டும்.

நம் உதவியோடு ரோமங்களைக் கடந்து, சைனசைக் கடந்து மூக்கின் உள்ளே நுழையும் தூசி நேரடியாக நுரையீரலுக்குச் செல்கிறது. நாம் ஏற்கனவே பார்த்திருக்கிறோம்...உடலின் வெள்ளை அணுக்கள் சீழாக மாறுகின்றன என்று. சீழ் என்பதும் சளி என்பதும் அடிப்படையில் ஒரே தன்மையுடைய பொருட்கள்தான். நுரையீரலுக்குள் நுழைந்த அந்நியப்பொருளான தூசியை நோய் தீர்க்கும் ஆற்றல் சளியைச் சுரந்து தடுக்கிறது. சளியால் சூழப்பட்ட தூசி குறிப்பிட்ட இடத்திலேயே அடைத்து வைக்கப்படுகிறது. இங்கு சளி எதற்காகச் சுரந்தது என்பதை நாம் புரிந்து கொள்ள வேண்டும். உடலின் உள்ளே நுழையும் கழிவுப் பொருட்களைச் சூழ்ந்து, அடைத்து வைப்பதற்காக சளி சுரக்கிறது. இவ்வாறு உருவான சளி நுரையீரலில் தங்குகிறது. இந்தச் சளியை, அதிலுள்ள கழிவுப்பொருளோடு நுரையீரலை விட்டு வெளியேற்ற முயல்கிறது உடல். இப்போதுதான் நோய் தீர்க்கும் ஆற்றலால் இருமல் தோற்றுவிக்கப்படுகிறது. இருமல் மூலம் நுரையீரலில் இருக்கும் சளி வெளியேற்றப்படுகிறது.

இருமல் ஏன் ஏற்பட்டது? நுரையீரலில் இருக்கும் சளியை வெளியேற்றுவதற்காக. அப்படியானால் இருமல் எப்போது நிற்கும்? சளி வெளியேற்றப்பட்ட பிறகு. சளி முழுமையாக வெளியேறும் வரை இருமல் இருக்கத்தான் செய்யும். எத்தனை

நாளில் சளி வெளியேறும் என்பது உள்ளே எவ்வளவு சளி இருக்கிறது என்பதைப் பொறுத்து மாறுபடும்.

நம் நோய் தீர்க்கும் ஆற்றல் வேறென்ன வேலைகளைச் செய்கிறது? நாம் உண்ணும் உணவுப் பொருள் மோசமானதாக இருக்கும் போதோ அல்லது, அதனை செரிக்க முடியாத உடல் நிலை இருக்கும் போதோ நமக்கு குமட்டல் ஏற்படுகிறது. குமட்டல் என்பது நம் செரிமான மண்டலம் இந்த உணவைச் செரிக்க தயாராக இல்லை என்பதை நமக்கு விளக்குகிறது. இந்த எச்சரிக்கையை மீறி நாம் சாப்பிடும் போது வாந்தி வருகிறது. செரிக்க முடியாத உணவுகளை வெளியேற்றுவதற்காக உடல் வாந்தியை ஏற்படுத்துகிறது. குமட்டல் ஏற்படும் போதே நாம் உணவை தவிர்த்திருந்தால் வாந்தி வந்திருக்காது. அதே போல, நாம் சாப்பிட்ட பிறகு உடலில் ஏற்பட்ட மாற்றங்களால் உணவை செரிக்க முடியாத நிலை ஏற்படுகிற போதும் வாந்தி மூலம் உணவு வெளியேற்றப்படுகிறது. ஆக, வாந்தி, குமட்டல் என்பதும் நோய் தீர்க்கும் ஆற்றலின் வேலைகள் தான். இதையும் மீறி செயற்கையான முறையில் வலுக்கட்டாயமாக நாம் சாப்பிடுவோமானால் என்ன நடக்கும்?

இரைப்பை வரை உள்ள கழிவுகளை வாந்தியாகவும், இரைப்பைக்குக் கீழேயுள்ள கழிவுகளை பேதியாகவும் நம் உடல் வெளியேற்றும். பேதியில் வெளியேற்றப்படும் பொருள் உணவுப்பொருளா? கழிவுப் பொருளா? உடல் வெளியேற்றும் ஒவ்வொரு பொருளும் கழிவுப் பொருள்தான். இப்படி பேதியில் வெளியேற்றப்படவேண்டிய கழிவுகள் உடலிலேயே, நம் குடலிலேயே தங்குமானால் என்ன ஆகும்? சில நேரங்களில் கழிவுகள் மோசமானதாக இருக்கும் போது பேதி நம் தோலில் பட்ட இடத்திலெல்லாம் புண்கள் வருவதுண்டு. கவனித்திருக்கிறீர்களா? இவ்வளவு மோசமான ரசாயனத் தன்மை கொண்ட கழிவுகளை உடல் வெளியேற்றுவது நல்லதா? கெட்டதா? உடலில் ஏற்படும் ஒவ்வொரு நல்ல விளைவையும் நாம் உடலுக்கு எதிரானதாகவே புரிந்து கொள்கிறோம். இப்படி ஏற்படும் பேதியும் நோய் தீர்க்கும் ஆற்றலின் நடவடிக்கைதான்.

நாம் இது வரை பார்த்த தொந்தரவுகளை நோய் என்று புரிந்து கொண்டோமானால் அதற்கு மருத்துவரைத் தேடி ஓடுவோம். மாறாக அது நோய் அல்ல. உடலின் நோய் தீர்க்கும் ஆற்றலின் நடவடிக்கைதான் என்று புரியும் போது – உடலின் குணமாக்கும் ஆற்றல் புரியும்.

இப்போது நாம் பார்த்த உதாரணங்களை 'ஃபோர் ஆர் தியரி' யோடு பொறுத்திப் பாருங்கள். வாந்தியையும், தும்மலையும் ஏற்படுத்துவது ரெசிஸ்ட். நுரையீரலில் சுரந்த சளியை வெளியேற்ற வந்த இருமல் ரிமூவ். எலும்புகளை இணைப்பது, காயங்களை ஆற்றுவது ரிப்பேர். சோர்வை நீக்குவது ரீச்சார்ஜ். நமது உடலின் நோய் தீர்க்கும் ஆற்றல் இந்நான்கு பெரும்பணிகளின் வழியாக நம் உடலை ஆரோக்கியமாக வைத்துக் கொள்கிறது. இந்த ஆற்றலுக்கு உதவுவதற்காகத்தான் மருத்துவ முறையும், உணவு முறையும் பயன்படுகிறது. நாம் மருத்துவ முறையும், உணவு முறையுமே நோய்களை சரி செய்து விடுவதாக நம்பிக் கொண்டிருக்கிறோம். ஆனால், உடலின் நோய் தீர்க்கும் ஆற்றல் எனும் பலன் தருபவர் சரியாக வேலை செய்தால்தான் மருத்துவ முறையும், உணவு முறையும் வேலை செய்யும்.

உடலின் நோய் தீர்க்கும் ஆற்றலை வலுவாக வைத்துக் கொள்வதற்காகத்தான் நாம் வாழ்க்கை முறையை ஒழுங்கு செய்து கொள்ளச் சொல்கிறோம். பசிக்கும் போது, தேவையான அளவுக்கு ரசாயனமற்ற, பிடித்த உணவைச் சாப்பிடுவது, இரவு பத்து மணிக்குள் படுக்கைக்குச் செல்வது, தாகம் எடுக்கிற போது தேவையான தண்ணீர் அருந்துவது, சோர்வு ஏற்படும் போது தேவையான ஓய்வை மேற்கொள்வது, உடலின் மூட்டுகளை அசைப்பதற்கான வேலைகளைப் பிடித்துச் செய்வது ...இவை அனைத்தும் தான் வாழ்க்கை முறை ஒழுங்குகள். இவற்றில் எந்த ஒன்றையும் மாற்றாமல், பின்பற்றாமல் உணவுகளை மட்டும் மாற்றிக் கொண்டால் உடலின் ஆரோக்கியம் முழுமையடையும் என்று நம்புவது மோசமானது.

இதைப் புரிந்த நம் முன்னோர்கள் தங்கள் வாழ்வில் இயற்கையோடு இணைந்து நோய்களில் இருந்து விடுதலை அடைந்தார்கள். உடலில் ஏற்படும் தொந்தரவுகளைக் கண்டு அவர்கள் பயப்படவில்லை. உடலின் இயல்பில் அதுவும் ஒரு பகுதி என்று புரிந்து கொண்டார்கள். எனவே தான் நோயைப் பற்றிய அச்சம் அவர்களிடம் இல்லை. உடல் நலத்தை வாழ்க்கை ஒழுங்கின் மூலமும், மன நலத்தை நற்சிந்தனைகளின் மூலமும், அச்சமற்ற தன்மையின் மூலமும் உருவாக்கிக் கொண்டார்கள். நோயில்லாமல் வாழ்வது என்பதை விட, நோய் பற்றிய அச்சம் இல்லாமல் வாழ்வது அவசியமானது. ஹார்வர்ட் பல்கலைக்கழகத்தில் இதயநோய் நிபுணராக இருக்கும் டாக்டர் பி.எம்.ஹெக்டே சொல்கிறார் " ஆரோக்கியமாக இருப்பது என்பது

நோயில் இல்லாமல் இருப்பது மட்டுமல்ல. ஆக்கப்பூர்வமாக இருப்பவர்களே உண்மையில் ஆரோக்கியமானவர்கள்".

உடலின் இயல்பு குறித்து நாம் பல்வேறு விஷயங்களைப் பார்த்து விட்டோம். உடல் சத்துகளை உருவாக்கும் முறைக்கும் உணவுகளுக்கும் உள்ள தொடர்பு, நோய்களை குணமாக்கிக் கொள்வதில் உடலின் பங்கு போன்றவற்றை நாம் விரிவாகப் பார்த்து விட்டோம். அதே போல, பேலியோவின் உளவியல் சிக்கல்கள், வாழ்க்கை முறைத் தவறுகள் போன்றவற்றையும் பார்த்திருக்கிறோம். நிறைவுப் பகுதியில், பேலியோ டயட்டினால் உடல் அடிப்படையில் ஏற்படும் சிக்கல்களைப் பார்க்கலாம்.

பேலியோவின் அடிப்படை ஆபத்து

இதுவரை பேலியோவின் கருத்தியல் ரீதியான சிக்கல்களைப் பார்த்தோம். அடுத்து, பயன்பாட்டின் மூலம் உருவாகும் அடிப்படை ஆபத்து குறித்துப் பார்க்கலாம்.

பேலியோ முன்வைக்கும் உடலியலை இன்னொரு முறை புரிந்து கொள்ளலாம்.

"சர்க்கரை அதிகமுள்ள உணவுகளை உண்ணும் போது நம் ரத்தத்தில் சர்க்கரையின் அளவு அதிகரிக்கிறது. உடனடியாக சர்க்கரையை கட்டுக்குள் கொண்டுவர நம் கணையம் இன்சுலினை சுரக்கிறது. இன்சுலின் சுரந்ததும் செல்களின் தேவை போக, ரத்தத்தில் உள்ள சர்க்கரை சேமிக்கப்பட்டு நம் கல்லீரலுக்கு அனுப்பப்படுகிறது. கல்லீரல் அந்த சர்க்கரையை கொழுப்பாக மாற்றி நம் தொப்பைக்கு அனுப்புகிறது. ஆக, நாம் குண்டாக இன்சுலினும், சர்க்கரை அதிகமுள்ள உணவுகளுமே காரணம்.

இன்சுலின் எந்த அளவு அதிகமாக சுரக்கிறதோ அந்த அளவுக்கு நாம் குண்டாகிறோம். இன்சுலின் இப்படி அதிகமாக சுரந்து சுரநது ஒரு கட்டத்தில் கணையத்தின் பீட்டா செல்கள் பழுதடைந்து இன்சுலின் சுரப்பு குறைந்து விடுகிறது. இன்சுலின் குறைவதால் சர்க்கரை வியாதி வந்து விடுகிறது. கொழுப்பு அதிகமாக உள்ள இறைச்சியை நாம் உண்டால் நம் ரத்தத்தில் உள்ள சர்க்கரையின் அளவு அதிகரிக்காது. காரணம் இறைச்சியில் சர்க்கரை துளியும் இல்லை. இதனால், நம் உடலில் இன்சுலினும் சுரக்காது. சர்க்கரை வியாதி உள்ளவர்கள் புலால் உணவை மட்டுமே உண்டால் அவர்கள் உடலில் சர்க்கரை அளவுகள் அதிகரிக்காது. உடலும் குண்டாகாது.

உடலின் சர்க்கரை அளவை கட்டுக்குள் வைக்க இன்சுலின் அவசியம். ஆனால், அதிக அளவு இன்சுலினை சுரக்க வைக்கும் அளவுக்கு சர்க்கரை அதிகம் உள்ள உணவை உண்பதே உடல்பருமனுக்கும், வியாதிகளுக்கும் காரணம்.

எனவே, சர்க்கரை உள்ள உணவுப் பொருட்களைத் தவிர்த்து விட்டு, முழுமையாக கொழுப்பும் – புரதமும் உள்ள உணவுகளை மட்டுமே எடுத்துக் கொள்ள வேண்டும். பேலியோ உணவுகளோடும் சர்க்கரை உணவுகளை எடுத்துக் கொள்ளக் கூடாது. அப்படி எடுத்துக் கொண்டால் அது பேலியோ உணவு முறையே இல்லை. அது சீட்டிங் பேலியோ. இதனால் உடலுக்கு ஆபத்துகள் ஏற்படலாம்." – இதுதான் பேலியோ முன்வைக்கும் உடலியல்.

இதில் சொல்லப்படும் அனைத்தும் உண்மையே. ஆனால், சொல்லப்படாத உண்மைகளும் இருக்கின்றன. நாம் அவற்றையும் இணைத்துப் பார்க்கலாம். கார்போஹைட்ரேட்டும், சர்க்கரையும் உள்ள பொருட்களோடு, பேலியோ உணவுகளை இணைத்துச் சாப்பிடக் கூடாது என்றும், அதனால் ஆபத்து ஏற்படும் என்றும் சொல்லப்படுவது மிக முக்கியமான விஷயம். அது குறித்து விரிவாகப் பார்க்கலாம்.

நாம் உண்ணும் உணவுகளில் இருந்து "நேரடியாகப் பெறுதல்" முறை மூலம் நிறைய சத்துகளை உடல் உருவாக்கிக் கொள்கிறது. அப்படி உருவாக்கப்படும் ஒரு பொருள்தான் குளுகோஸ் எனும் சர்க்கரை. உண்ணும் உணவிலிருந்து கிடைக்கும் இந்த குளுகோசின் தன்மைக்கும், அளவுக்கும் ஏற்ப இன்சுலின் சுரக்கிறது. இன்சுலினோடு இணைந்த குளுகோஸ் உடல் செல்களுக்குள் போய், அதற்கு இயக்க சக்தியைக் கொடுக்கிறது. எனவே தான், குளுகோசை எரிபொருள் என்று அழைக்கிறார்கள். குளுகோஸ் இல்லாமல் செல்களால் இயங்க முடியாது. நம் உணவில் உள்ள எல்லா குளுகோசையும் நமது உடல் செல்களுக்கு கொடுத்து விடுவதில்லை. தேவைக்குக் கொடுத்து விட்டு, மிச்சமுள்ள குளுகோசை சேமிப்பாக மாற்றுகிறது. குளுகோசின் செறிவை அதிகப்படுத்தி, அதனை க்ளைகோஜனாக மாற்றி வைத்துக் கொள்கிறது. கொஞ்சம் க்ளைக்கோஜன் இருந்தால், அதன் மூலம் நிறைய குளுகோசை உருவாக்கிக் கொள்ள முடியும். குளுகோஸ் என்பது சாதாரண எரிபொருள். க்ளைகோஜன் என்பது செறிவூட்டப்பட்ட சேமிப்பு. பணத்தை தங்கமாக மாற்றிக் கொள்வது போன்ற ஒரு சேமிப்பு. பெட்டி நிறைய இருக்கும் பணத்தைக் கொடுத்து, சில கிராம் தங்கத்தை வாங்கிச் சேமிப்பது போன்ற விஷயம். மறுபடியும் பணம் தேவைப்படும் போது தங்கத்தை பணமாக மாற்றிக் கொள்ளலாம். இப்படி குளுகோசை க்ளைகோஜனாக மாற்றும் நடவடிக்கைக்கு க்ளைகோஜெனிசிஸ் *(Glycogenesis)* என்று பெயர். க்ளைகோஜன்

எனும் வேதிப்பொருளின் செயல்பாட்டினை அப்புறமாக அறிந்து கொள்ளலாம். அதற்கும் முன்பு, இன்னொரு முக்கியமான விஷயம் இருக்கிறது.

நமது உடல் சாதாரணமாக உணவில் இருந்து குளுகோசை எடுத்து செல்களுக்கு அளிப்பது ஒரு வகையான இயக்கம். உடலின் எமர்ஜென்சி காலத்தில், குளுகோஸ் இயக்கம் ஸ்தம்பித்து நின்று விடும் போது கொழுப்பை எரித்து குளுகோசை உருவாக்குவது இன்னொரு இயக்கம். தேவைப்பட்டால் உடலில் இருக்கும் புரதங்களையும் எரித்து, குளுகோசை உருவாக்கும். முதல் இயக்கம் பற்றி நமக்குத் தெரிந்திருக்கும் அளவுக்கு, இரண்டாவது இயக்கம் பற்றி நாம் அறிந்திருப்பதில்லை. ஏனெனில், இது மாற்று வழி. இயல்பான வழி குளுகோசை நேரடியாகப் பயன்படுத்துவது. இதில் தடை ஏற்படுகிற போது, கொழுப்பில் இருந்து குளுகோசை உருவாக்கும் மாற்று வழியை உடல் பயன்படுத்துகிறது. மாற்று வழிக்கான பயன்பாடு மிக அரிதானது என்பதால், இயல்பான முதல் இயக்கம் பற்றி மட்டுமே நாம் விரிவாக அறிந்திருக்கிறோம். மாற்று வழி எனும் இரண்டாம் இயக்கத்திற்கு "கீட்டோசிஸ்" என்று பெயர். அலோபதி பின்பற்றும் நோயாளிகளுக்கு ரத்தத்தில் சர்க்கரை அளவு மிக அதிகமாகி, குளுகோஸ் இயக்கமே ஸ்தம்பித்து நின்று விடும் போது இந்த கீட்டோடோசிஸ் துவங்குகிறது. இந்த நிலையில் கீட்டோன் பாடிஸ் என்று அழைக்கப்படும் ஒரு வகை வேதிப்பொருள் ரத்தம் முழுவதும் கலந்துவிடும். இந்த கீட்டோன் பாடிஸ் உருவாகி விட்டால் உடல் ஆபத்தில் அல்லது எமர்ஜென்சியில் இருக்கிறது என்று அலோபதி டாக்டர்கள் புரிந்து கொள்வார்கள். ரத்தத்தில் தொடர்ந்து கீட்டோன்கள் நீடித்து இருக்கும் போது "கீட்டோஅசிடோசிஸ்" (Ketoacidosis) எனும் நிலை உருவாகிறது. இதற்கு பயந்துதான் டாக்டர்கள் கீட்டோன்களைப் பார்த்து எச்சரிக்கை அடைகிறார்கள்.

ரத்தத்தில் கீட்டோன்கள் வந்து விட்டனவா? என்பதை அறிய சிறுநீர் பரிசோதனையும், ரத்தப் பரிசோதனையும் செய்வார்கள். கீட்டோன்கள் இருப்பது உறுதி செய்யப்பட்டால், அந்நோயாளிகள் விரைவாக கோமா நிலையை அடைந்து விடுவார்கள் என்பது நீண்ட கால மருத்துவ அனுபவம். எனவே, அலோபதி மருத்துவர்கள் கீட்டோன்களைப் பார்த்து அச்சமடைவார்கள்.

பேலியோ டயட்டை தீவிரமாகப் பின்பற்றும் எல்லாருக்கும் நேரடி குளுகோஸ் இயக்கம் நின்று விடுகிறது. மாற்று வழியான கொழுப்பு எரித்தல் எனும் இரண்டாம் இயக்கம் மட்டும்தான்

நடைபெறுகிறது. முதல் இயக்கத்தில் உடல் இல்லை என்பதைக் காட்டும் விதமாக கீட்டோன்கள் உருவாகி, அவர்களின் ரத்தத்தில் இருந்து கொண்டிருக்கும். அதனால்தான் பேலியோ டயட்டிற்கு கீட்டோன் டயட் என்ற பெயரும் மேலை நாடுகளில் உண்டு. இப்படி கீட்டோன்களைத் தொடர்ந்து உற்பத்தி செய்து கொண்டே இருப்பது உடலுக்கு ஆபத்தை விளைவிக்கும் என்பது உடலியல் ஆய்வாளர்களின் கருத்து.

அவர்களின் கருத்து ஒருபுறம் இருக்கட்டும். உடல் முழுவதும் கீட்டோன் இயக்கம் நடந்து கொண்டிருக்கும் போது, சிறிதளவு நேரடி குளுகோஸ் இணைந்து விட்டால் அது ஆபத்தானது. குளுகோசும், கீட்டோன்களும் ஒரே நேரத்தில் உடலில் உருவாவது மிகப் பெரிய ஆபத்து. இதனை உடலியலாளர்களும், பேலியோ ஆய்வாளர்களும் உறுதி செய்கிறார்கள். அதனால்தான், பேலியோவைப் பின்பற்றி முழு கீட்டோன் இயக்கத்தில் இருக்கும் நபர்கள், குளுகோஸ் உள்ள உணவுகளை குறிப்பிட்ட அளவை மீறி கட்டாயமாக எடுத்துக் கொள்ளக் கூடாது என்று வலியுறுத்தப்படுகிறார்கள். பேலியோவைத் தொடரும் நபர்கள் பழங்களையோ, தேனையோ, பிற இனிப்புகளையோ பார்த்து அச்சமடைவதற்குக் காரணம் இதுதான். ஆனால், கயிற்றில் நடப்பது போல, கொஞ்சம் குளுகோஸ் எடுத்தாலும் கோமா நிலைக்கு வாய்ப்பிருக்கிறது என்று நாட்களைக் கடத்துவது மிகக் கடினமானதும், சிக்கலானதுமாகும்.

இங்கு இன்னொரு சந்தேகம் வரலாம். பேலியோ இல்லாமல் நாம் சாதாரணமாக கொழுப்பு உணவுகளையும், சர்க்கரை உள்ள உணவுகளையும் சேர்த்து சாப்பிட்டுக் கொண்டுதானே இருக்கிறோம்? அப்போது இந்த ஆபத்து இல்லையா? சாதாரண நிலையில் இந்த ஆபத்து இல்லை. ஏனென்றால், நமது உடல் சாதாரண இயக்கத்தின் மூலமாகவே கொழுப்பையும், இனிப்பையும் செரித்து சத்துகளை உருவாக்கிக் கொள்கிறது. அப்போது கீட்டோன்கள் உருவாவதில்லை. இன்சுலின் மட்டுமே போதுமானதாக இருக்கிறது. இங்கு ஆபத்து என்பதே கீட்டோன்களும் - குளுகோசும் ஒன்றாக இருப்பதே.

இது பேலியோ டயட்டின் மிக முக்கியமான ஆபத்துகளில் ஒன்று. இன்னொரு அடிப்படை ஆபத்தும் இருக்கிறது. அதுதான் க்ளைக்கோஜன் ஆபத்து.

இப்போது க்ளைக்கோஜன் பற்றி அறிந்து கொள்வது அவசியம். இயல்பாக உணவில் இருந்து பெறப்படும் குளூகோஸ், உடலின் தேவை போக க்ளைக்கோஜனாக மாற்றப்படுகிறது. இந்த க்ளைக்கோஜனின் வேலைதான் என்ன?

ஆபத்து காலத்தின் பேருதவிதான் க்ளைக்கோஜனின் மிக முக்கியமான பணி. நமது உடல் எப்போதெல்லாம் தீவிர நிலையை அடைகிறதோ, அப்போதெல்லாம் சேமிப்பில் இருக்கும் க்ளைக்கோஜன் – குளூகோசாக மாற்றப்பட்டு உடல் இயக்கத்திற்குக் கொடுக்கப்படுகிறது. குளூகோசை – க்ளைக்கோஜனாக மாற்றுவதற்கு இன்சுலின் பயன்பட்டதைப் போல, சேமிப்பில் இருக்கும் க்ளைக்கோஜனை மறுபடியும் குளூகோசாக மாற்றுவதற்கு இன்னொரு ஹார்மோன் தேவை. அதுதான் அட்ரினலின்.

இந்த அட்ரினலின் எப்போதெல்லாம் உடலால் உற்பத்தி செய்யப்படுகிறதோ, அப்போதெல்லாம் உடல் அவசரத்தேவையில் இருக்கிறது என்று அர்த்தம். உடல் மட்டும் அல்ல நமது மனம் எப்போதெல்லாம் தீவிர அச்சம் கொள்கிறதோ, பரபரப்படைகிறதோ அப்போதெல்லாம் அட்ரினலின் சுரக்கும். அட்ரினலின் சுரக்கும் போது இன்சுலின் சுரப்பு நின்று போகும். க்ளைக்கோஜன் குளூகோசாக மாற்றப்பட்ட பிறகு, உடல் இயல்பு நிலைக்குத் திரும்பிய பிறகு அட்ரினலின் சுரப்பு நின்று, பிறகு இன்சுலின் சுரக்கும். அதே போல, நீண்ட நாள் உண்ணாவிரதம் இருக்கும் போதும், தொடர்ந்து உணவுக்கு வழியின்றி பட்டினி கிடக்கும் போதும் நம் உடலைக் காப்பாற்றுவது இந்த க்ளைக்கோஜன்தான். இப்படி க்ளைகோஜனில் இருந்து மறுபடியும் குளூகோஸ் உற்பத்தி செய்யப்படுவதற்கு “க்ளைகோநியோஜெனிசிஸ்” (*Glyconeo genesis*) என்று பெயர்.

நாம் சாப்பிடாமல் பல நாட்கள் இருந்தால் உடல் இயக்கத்திகுத் தேவையான குளூகோஸ் கிடைக்காது. ரத்தத்தில் இருந்த குளூகோஸ் தீர்ந்து போனவுடன், இன்சுலின் சுரப்பு நிறுத்தப்பட்டு அட்ரினலின் சுரக்கிறது. இப்போது க்ளைக்கோஜன் குளூகோசாக மாற்றப்பட்டு, உணவுத் தேவை ஈடு செய்யப்படுகிறது. இது எப்போது வரை தொடரும்? க்ளைக்கோஜன் சேமிப்பு உடலில் இருக்கும் வரை. ஒவ்வொருவருக்கும் ஒவ்வொரு அளவில் க்ளைக்கோஜன் சேமிப்பு உடலில் இருக்கும்.

ஓட்டப்பந்தயத்தில் பங்கேற்கும் வீரர்கள் ஒரு ஹார்மோன் ஊசியைப் பயன்படுத்தியதாகச் சொல்லி அவர்களை

விளையாட்டிலிருந்து தடை செய்வார்கள் அல்லவா? அது என்ன ஊசி தெரியுமா? க்ளைக்கோஜனை குளுகோசாக மாற்றும் ஹார்மோன் ஊசிகள் தான் அவை. சும்மா ஓடும் போது உடல் எமர்ஜென்சியாக எடுத்துக் கொள்ளாது. எனவே, க்ளைக்கோஜன் கிடைக்காது. இருக்கும் குளுகோசிலேயே உடல் வலுவைக் கொடுக்கும். ஆனால், க்ளைக்கோஜன் மூலமாக குளுகோஸ் உருவாகும் போது உடலின் இயக்கம் தீவிரமாக இருக்கும் என்பதால், ஹார்மோன் ஊசிகளைப் பயன்படுத்தி, செயற்கை எமர்ஜென்சியை உருவாக்கிக் கொள்கிறார்கள்.

சிலர் பத்து நாட்கள் உணவருந்தாமல் இருந்தாலே, மயங்கி விழுந்து விடுவார்கள். உடனடியாக உணவு கொடுக்கப்பட்டால் மட்டுமே பிழைப்பார்கள். இன்னும் சிலர் நாற்பது நாள் வரை உணவு இல்லாமல், சேமிப்பில் இருக்கும் க்ளைக்கோஜனின் துணையோடு வாழ்வார்கள். முழு ஆரோக்கியத்தோடு இருக்கும் சிலருக்கு என்பது நாட்கள் வரை க்ளைக்கோஜன் சேமிப்பு பயன்பட்டு உயிர்வாழ்வதை ஆய்வுகள் நிரூபித்துள்ளன. க்ளைக்கோஜனின் சேமிப்பு என்பது ஒவ்வொருவரின் வாழ்க்கை முறை, உணவு முறைகளைப் பொறுத்தும் மாறுபடும். க்ளைக்கோஜனின் சேமிப்பு அளவே உடல் தீவிரமாகப் பாதிக்கப்பட்டிருக்கும் நிலையிலும், உணவே கிடைக்காத போதும் அந்த நபரின் ஆயுளைத் தீர்மானிக்கும் சக்தியாக இருக்கிறது.

இது புரிந்து கொள்வதற்கு எளிமையான அளவில் விளக்கப்பட்டுள்ளது. உண்மையில் ஆழமாக இதைப் புரிந்து கொள்வதாக இருந்தால், இன்னும் பல வேதிவினைகளைத் தெரிந்து கொள்ள வேண்டும். உதாரணமாக, குளுகோஸ் – க்ளைகோஜனாக மாற்றப்படுவதற்கு மூன்று நிலைகளில் வினைகள் நடக்கின்றன. குளுகோஸ் மூலக்கூறு – ஏடிபி எனப்படும் அடினோசைன் டிரை பாஸ்பேட்டுடன் இணைந்து குளுகோஸ் 6 பாஸ்பேட் ஆக மாற்றப்படுகிறது. இப்படி மாற்றப்படுவதற்கு ஹெக்சா கைனேஸ் எனும் நொதி உதவி செய்கிறது. அடுத்த நிலையில், குளுகோஸ் 6 பாஸ்பேட்டை குளுகோஸ் 1 பாஸ்பேட்டாக மாற்றுவதற்கு பாஸ்போ குளுகோ மியூடேஸ் எனும் நொதி உதவி செய்கிறது. இறுதி நிலையில், குளுகோஸ் 1 பாஸ்பேட் பாஸ்பரிலேஸ் எனும் நொதியின் உதவியால் க்ளைகோஜனாக மாற்றப்படுகிறது. இதே போன்றதுதான் க்ளைகோஜன் குளுகோசாக மாறும் நிகழ்வும். மூன்று நிலைகளில் தலைகீழாக நிகழ்கிறது. இவ்வளவு நொதிகளின் பெயர்களை எளிமையாகப் புரிந்து கொள்வதற்காகத்தான் நாம்

நேரடியாக குளுகோஸ் – க்ளைகோஜனாக மாறுகிறது என்று மட்டும் பார்க்கிறோம்.

அதே போல, அட்ரினலின் என்று அழைக்கப்படுகிற ஹார்மோன் ஒரே ஒரு ஹார்மோன் அல்ல. அதில் பல ஹார்மோன்கள் இருக்கின்றன. அட்ரினல் சுரப்பியின் கார்டெக்ஸ் பகுதியில் சுரப்பவை, மெடுல்லா பகுதியில் சுரப்பவை என்று இரண்டு வித ஹார்மோன்கள் இருக்கின்றன. இன்சுலின் சுரக்கும் அதே கணையத்திலிருந்து சுரக்கும் இன்னொரு ஹார்மோனும் உண்டு. அதன் பெயர் குளுகான். இது க்ளைகோஜனை குளுகோசாக மாற்றும் வினையில் பங்காற்றுகிறது.

இப்போது பேலியோவிற்கு வருவோம். பேலியோ டயட்டில் குளுகோஸ் பொருட்களே உணவாக எடுத்துக் கொள்ளப்படுவதில்லை. அதனால்தான் உடல் இதனை தீவிர நிலையாகப் புரிந்து கொண்டு முதலில் க்ளைக்கோஜனை எடுத்து பயன்படுத்திக் கொள்கிறது. இப்போது கொழுப்பு உணவுகள் உட்கொள்ளப்படும் போது, குளுகோஸ் இல்லாததால் கொழுப்பை எரித்து குளுகோசைப் பெற்றுக் கொள்கிறது. இப்படி பெறப்படும் குளுகோஸ் உடல் இயக்கத்திற்காகப் பயன்படுகிறது. இங்கு இனிசுலின் தேவையும், குளுகோசின் தேவையும் மிக மிகக் குறைவாகவே உள்ளன. அப்படியானால், முழு கொழுப்பு உணவுகளை மட்டுமே சாப்பிடும் ஒருவருக்கு, உடல் இயக்கத்திற்குத் தேவையான அளவே குளுகோஸ் உற்பத்தியும் இருக்கும். சரி தானே?

உடல் இயக்கத்திற்கு போக, மீதியுள்ள குளுகோசைத்தான் இன்சுலின் க்ளைக்கோஜன் சேமிப்பாக மாற்றுகிறது. இங்குதான் மிச்ச குளுகோஸ் என்ற பேச்சுக்கே இடமில்லையே...? எனவே, பேலியோ முறையைப் பின்பற்றுபவர்களின் க்ளைக்கோஜன் நிலை என்ன? என்ற கேள்விக்கு இப்போது வரை விடை இல்லை. இது அறிவியல் பூர்வமாகப் பரிசோதிக்கப்படவும் இல்லை.

ஒருவேளை குளுகோஸ் தேவைக்கு மட்டுமே உற்பத்தி ஆவதால், க்ளைக்கோஜன் சேமிப்பு முற்றிலும் இல்லாதவராக பேலியோ நபர் ஒருவர் இருந்தால் என்ன ஆகும்? உடலுக்கு திடீர் என்று ஏற்படும் தீவிர நிலையைச் சமாளிக்க முடியாமல் இறப்பு வந்து விடலாம். ஒரு விபத்து ஏற்படும் போதோ, உடலின் இயக்க மாற்றத்தின் போதோ தீவிர நிலை உருவாக வாய்ப்புண்டு. இப்போது க்ளைக்கோஜனின் பங்கு மகத்தானது. க்ளைக்கோஜன்

சேமிப்பற்ற நபருக்கு உடனடி சக்தி கிடைக்காமல் போகும் போது, அது பேராபத்தாக மாறும். அதே போல, அட்ரினலின் சுரப்பினைத் தூண்டும் விதத்தில் மனதிற்கும் முக்கியப் பங்குண்டு. மன நிலையில் தீடீர் மாற்றம் ஏற்பட்டு பயமோ, கோபமோ எல்லை மீறி ஏற்பட்டாலும் இப்போது க்ளைக்கோஜன் தேவை ஏற்படுகிறது. சேமிப்பற்ற நபருக்கு க்ளைக்கோஜன் இல்லாத நிலையில் உடனடி சக்தி கிடைக்காமல் போகும்.

உடலோ, மனதோ தீவிர நிலையை அடையும் போது அதனை சமாளித்து, சீர்படுத்த க்ளைக்கோஜன் அவசியம். பேலியோ உணவாளர்களின் க்ளைக்கோஜன் சேமிப்பு கேள்விக்குறிதான். குளுகோஸ் பயன்பாடு குறைந்த உடலில் க்ளைக்கோஜன் சேமிப்பு இருக்கச் சாத்தியமே இல்லை. க்ளைக்கோஜன் இல்லாத உடல் என்பது, நீச்சல் தெரியமல் கடலில் குதிப்பதைப் போன்றது. நம் அன்றாட வாழ்வில் எந்த நிமிடம் வேண்டுமானாலும், உடலுக்கோ, மனதுக்கோ தீவிர நிலை ஏற்படலாம். அதனைச் சமாளிக்க க்ளைக்கோஜன் அவசியம். பேலியோ க்ளைக்கோஜனைப் புறக்கணிக்கிறது என்பது நாம் ஆழமாகச் சிந்திக்க வேண்டிய விஷயம் என்பதை நினைவில் கொள்ளுங்கள்.

இன்னும் சில ஆய்வுகள்

பேலியோ டயட் உணவு முறை குறித்த பல்வேறு ஆய்வுகள் உலகம் முழுவதும் நடந்துள்ளன. நடந்து வருகின்றன. ஏனெனில், ஆய்வுக்கூட ஆய்வுகளோ அல்லது கருத்தியல் ரீதியான விளக்கமோ மட்டும் அறிவியலுக்குப் போதுமானதில்லை. முழுமையான பயன்பாட்டு ஆய்வுகள் மேற்கொள்ளப்பட வேண்டும்.

அப்படி மேற்கொள்ளப்பட்ட பயன்பாட்டு ஆய்வுகள் சிலவற்றை நாம் பார்க்கலாம்.

ஆஸ்திரேலியாவின் மெல்போர்ன் பல்கலைக்கழகம் பேலியோ டயட் குறித்த ஒரு விலங்கு வழி ஆய்வினை மேற்கொண்டது. எடை அதிகம் கொண்ட, சர்க்கரை நோயுள்ள எலிகளின் மீது இவ்வாய்வு மேற்கொள்ளப்பட்டது. எலிகள் இரு குழுக்களாகப் பிரிக்கப்பட்டு, ஒரு குழு எலிகளுக்கு பேலியோ உணவுகளும், இன்னொரு குழு எலிகளுக்கு அவற்றின் வழக்கமான உணவுகளும் வழங்கப்பட்டன. எட்டு வாரங்கள் மேற்கொள்ளப்பட்ட இவ்வாய்வின் முடிவில் பேலியோ உணவுகள் சாப்பிட்ட எலிகள் 15% அதிக எடையைப் பெற்றன. இதை மனிதர்களின் உடலோடு ஒப்பிட்டால் இரண்டு மாதங்களில் ஒரு மனிதன் 13 கிலோ எடை அதிகரிப்புக்குச் சமமானது என்று ஆய்வாளர்கள் குறிப்பிடுகின்றனர். இது குறித்து கருத்துத் தெரிவித்த ஆஸ்திரேலிய நீரிழிவு சங்கத்தின் தலைவர் ஆன்றிகோ பௌலோஸ் பேலியோ பின்பற்றுவர்கள் மிகவும் கவனமாக இருக்க வேண்டும் என்றும், எலிகள் ஆய்வில் அவற்றின் உடலில் குளுகோஸ் இண்டாலரென்ஸ் நிலை ஏற்படுவதையும் கவனத்தில் கொள்ள வேண்டும் என்றும் குறிப்பிட்டுள்ளார்.

ஐரோப்பியன் ஜர்னல் ஆஃப் நியூட்ரிசியன் ஒரு ஆய்வுக் கட்டுரையை வெளியிட்டுள்ளது. இந்த ஆய்விற்குத் தலைமையேற்ற டாக்டர் ஏஞ்சலா ஜிலோனி பேலியோ உணவுமுறை இதய நோய் வாய்ப்பினை அதிகரிப்பதாகக் குறிப்பிட்டுள்ளார். பேலியோ

பின்பற்றும் 44 நபர்களின் உடல்நிலையை தொடர் ஆய்வு செய்தனர். ஆய்வு முடிவின் போது ஆய்வுக்குட்படுத்தப்பட்டவர்களின் ரத்தத்தில் இதயத்தைப் பாதிக்கும் உயிரிகளும், டிரைமெதிலமைன் ஆக்சிஜனும் அதிகளவில் இருப்பது கண்டுபிடிக்கப்பட்டுள்ளது. தானிய உணவுகள் உள்ளிட்ட பல வகை உணவுகள் தவிர்க்கப்படுவதே இந்நிலை ஏற்படக் காரணம் என்று ஆய்வு முடிவுகள் கூறுகின்றன.

அமெரிக்க ஜர்னல் ஆஃப் கிட்னி டிசீசஸ் ஒரு ஆய்வுக் கட்டுரையை வெளியிட்டுள்ளது. பேலியோ உணவில் மிக அதிகமாக இறைச்சி உண்ணப்படுவதால் உடலில் கால்சியம் ஆக்சலேட், யூரிக் ஆசிட் ஆகியவை அதிகரித்து, சிறுநீரின் அமில காரச் சமநிலை பாதிக்கப்படுவதாக அக்கட்டுரை குறிப்பிடுகிறது. சிறுநீரகத் தொந்தரவுகளும், சிறுநீரகக் கற்கள் உருவாகுதலும் அதிகரிக்க வாய்ப்புள்ளது. (ஆதாரம்: American journal kidney disease, 2002 Aug, 265-274).

செய்தி மற்றும் உலக அறிக்கைகளுக்கான அமெரிக்க நிறுவனம் உணவு ஆய்வாளர்களைக் கொண்டு ஒரு குழுவை அமைத்து, எல்லாவிதமான உணவு முறைகளையும் ஆய்வு செய்தது. அதன் முடிவில் உணவு முறைகளுக்கான ஒரு தர வரிசைப் பட்டியலை வெளியிட்டுள்ளது. மொத்தமுள்ள 35 உணவு முறைகளில் பேலியோவின் இடம் என்ன தெரியுமா? கடைசி இடம். இது பாதுகாப்பான உணவு முறை இல்லை என்று 35 ஆவது இடத்தை பேலியோவிற்கு அளித்திருக்கிறார்கள். முழுமையான கொழுப்பு உணவுகளை மட்டுமே எடுத்துக் கொள்ளும் நால்வரில் ஒருவர் மரணமடைய வாய்ப்புள்ளதாக குறிப்பிடுகின்றனர்.

இறைச்சி உணவை அதிகமாக உட்கொள்வதால் ஏற்படும் புற்று நோய் ஆபத்துகளை உலக சுகாதார நிறுவனத்தின் 2015 ஆம் ஆண்டு அறிக்கை விளக்குகிறது. உலகம் முழுவதும் எடுக்கப்பட்ட உணவு முறை விளைவுகளின் அடிப்படையில் இது வெளியிடப்பட்டது. (https://www.iarc.fr/wp-content/uploads/2018/07/pr240_E.pdf)

அசைவ உணவின் வழியாகப் பெறப்படும் விலங்கு புரதங்கள் அதிகமாவதால் ஏற்படும் விளைவுகளை கிளாசிஃபைடு டிஸ்யூ இண்டர்நேஷனல் வெளியிட்ட ஒப்பீட்டு ஆய்வுக்கட்டுரையில் விளக்கப்பட்டுள்ளது. பதினாறு நாடுகளில் மேற்கொள்ளப்பட்ட 34 ஆய்வுகளின் மூலம் வெளியிடப்பட்ட அறிக்கைகளை ஒப்பிட்டு, இந்த ஆய்வு மேற்கொள்ளப்பட்டிருக்கிறது. மிகை புரத உணவுகளை

தொடர்ந்து உண்டு வருவதால், உடலின் கார அமில சமநிலை பாதிக்கப்படுவதாகவும், வளர்சிதை மாற்றங்களில் அமிலத்தன்மை அதிகமாவதையும் இவ்வாய்வுகள் உறுதி செய்கின்றன. இதன் விளைவாக கால்சியம் அளவுகளில் மாற்றம் ஏற்பட்டு, ஆஸ்டியோபோரோசிஸ் - இடுப்பு எலும்பு முறிவுகளோடு இந்த உணவு முறைக்கு நெருங்கிய தொடர்புகள் இருப்பதாகக் குறிப்பிடப்படுகிறது.

இறுதியாக உணவு ஆய்வாளரும், உணவியல் ஆலோசகருமான டாக்டர். கிளாப்பர் என்ன சொல்கிறார் என்று பார்க்கலாம். ஒரே வரியில் அவர் பேலியோ குறித்துக் கூறுகிறார் “பேலியோ - டயட் ஆஃப் டெத்” என்று. பேலியோ முன்வைக்கும் மிகை இறைச்சி உணவு பெருங்குடலின் புற்றுநோய்க் கூறுகளை அதிகரிப்பதாகவும், தமணி அடைப்பு, மாரடைப்பு, குடல் அழற்சி நோய்கள் என்று பல தொடர் நோய்களை இந்த உணவு முறையின் மூலம் அழைத்துக் கொள்கிறார்கள் என்று குறிப்பிடுகிறார் அவர்.

இன்னும் இது போன்ற நூற்றுக்கணக்கான ஆய்வுகளை இணைய வழியாக தேடிப் படிக்கலாம். ஒரே ஒரு விஷயத்தைப் புரிந்து கொண்டு படிக்க வேண்டும். இந்த ஆய்வு முடிவுகளை நாம் முழுமையாக, உலகப் பொது முடிவுகளாக நாம் எப்போதுமே ஏற்க முடியாது. ஏனெனில், ஒவ்வொரு மனிதனின் உடலும் தனித்தன்மையானது. சராசரி என்ற ஒன்று அனைவருக்கும் பொருந்தாது. அவரவர் உடல் தன்மைக்கேற்றவாறு விளைவுகளில் மாற்றம் இருக்கும். இதுதான் அடிப்படையான விஷயம். உலகம் முழுவதும் மேற்கொள்ளப்படும் ஆய்வுகளில் இருந்து அவற்றின் விதம் விதமான விளைவுகளை நாம் புரிந்து கொள்ளலாம். நம் உடலும் அதே விதமான விளைவுகளை ஏற்படுத்தும் என்று நம்ப வேண்டியதில்லை.

அனைவருக்குமான சராசரி உணவுகளை பேலியோ பரிந்துரைப்பதைப் போலவே, இந்த ஆய்வு முடிவுகளும் சராசரிகளைக் கொண்டே வெளியிடப்படுகின்றன.

ஆஸ்திரேலிய பல்கலைக்கழக விலங்கு வழி ஆய்வு குறித்த செய்தி

https://ns7.tv/ta/node/233646

ஐரோப்பியன் ஜர்னல் ஆஃப் நியூட்ரிசியன் ஒரு ஆய்வு குறித்த செய்தி

https://www.dinamalar.com/news_detail.asp?id=2329831

செய்தி மற்றும் உலக அறிக்கைகளுக்கான அமெரிக்க நிறுவனத்தின் உணவுத் தர வரிசை குறித்த செய்தி

http://www.drorestesg.com/blog/paleo-diet-ranked-dead-last-avoid-being-dead-fast-

அமெரிக்காவின் ஹெல்த் அண்ட் ஃபிட்னெஸ் கிளப் – பேலியோ குறித்து வெளியிட்டுள்ள கட்டுரைகள்

https://crestfitness.com/nicks-blog/dangers-low-carb-diet/

இங்கிலாந்தின் சர்க்கரை நோய்க்கான உலக குழுமம் பேலியோ பின் விளைவுகள் குறித்து வெளியிட்டிருக்கும் கட்டுரை. .

https://www.diabetes.co.uk/paleo/side-effects-of-paleo-diet.html

நிறைவாக...

இந்நூலில் நாம் இதுவரை பார்த்த விஷயங்களை ஒரு முறை நினைவுப்படுத்திக் கொள்ளலாம்...

பேலியோவின் சாதகமான விளைவுகள்:

- உலகம் முழுவதும் உருவாக்கப்பட்ட கொழுப்பின் மீதான அச்சத்தை பேலியோ டயட் போக்கியுள்ளது.
- இந்திய நம்பிக்கைகளின் அடிப்படையில் உணவுகள் மனநிலையில் பெரும் தாக்கத்தை ஏற்படுத்தும் என்ற முடிவு தகர்க்கப்பட்டது.
- கடும் உடற்பயிற்சிகள் அவசியமில்லை என்ற இயற்கை மருத்துவத்தின் கோட்பாட்டைப் பரிந்துரைப்பது.
- சமச்சீர் உணவு, கலோரி மதிப்பீடுகள், பி.எம்.ஐ போன்றவை முழுமையானவை அல்ல என்பதை உலகறியச் செய்தது.

பேலியோ முன்வைக்கும் சிக்கலான விஷயங்கள்:

- உணவுக் கட்டுப்பாட்டு முறையை வாழ்நாள் முழுவதும் தொடரும் உணவு முறையாகப் பரிந்துரைப்பது.
- பேலியோவை நோக்கி மக்களை ஈர்த்த உடல் எடை குறைப்பு, சர்க்கரை அளவு கட்டுப்பாடு, ரத்த அழுத்தக் கட்டுப்பாடு, சத்துப் பற்றாக்குறைக்குத் தீர்வு, பின் விளைவுகள் இல்லை போன்ற விஷயங்கள் அனைவருக்கும் பொதுவானவை அல்ல. இவைகளும் நபருக்கு நபர் வெவ்வேறு விளைவுகளைத் தருபவை. அனைவருக்கும் ஒரே விளைவைத் தரும் என்பது தவறானது.
- ஆதி மனிதர்கள் அசைவ உணவை மட்டும் உண்ணவில்லை. சைவ உணவுகளையும் சாப்பிட்டிருக்கிறார்கள். அதே போல,

- இனிப்பற்ற உணவு என்பது ஆதிகாலத்தில் இல்லை. இனிப்பும், கொழுப்பு, புரதமும் ஆதிகால உணவுகளாக இருந்தன.
- ஆரோக்கியத்தின் அடிப்படை அசைவ உணவுகள் மட்டும் அல்ல. சரியான உணவு முறையும், ஒழுங்கான வாழ்க்கை முறையும்தான். ஆனால், பேலியோ உணவு மாற்றத்தை மட்டுமே முன்வைக்கிறது.
- அரிசியையும், சிறுதானியங்களையும் நோய்க்காரணிகளாக சித்தரிக்கும் பேலியோ, ரசாயன உணவுகளாக இருக்கும் பிராய்லர் கோழிகளையும், பாலினையும் நல்லுணவு என்று சொல்கிறது.
- அலோபதி பின்பற்றும் ஆய்வுக்கூட பரிசோதனை முடிவுகளை மட்டுமே முதன்மையாக நம்பி, உடல் நிலையை நேரடியாகப் பரிசோதிப்பதைப் புறக்கணிக்கிறது. சராசரி அளவுகளை எந்த கேள்வியும் இன்றி ஏற்கிறது பேலியோ.
- உணவுத் தவறுகளில் சர்க்கரையை முறைதவறிப் பயன்படுத்தி வருகிறோம். ஆனால், அதனை ஒழுங்கு செய்வதற்குப் பதிலாக கொழுப்பு உணவுகளை மாற்றிக் கொடுப்பது முழுமையான தீர்வு இல்லை. சர்க்கரைக்கு பதிலாக கொழுப்போடு தவறுகளைத் தொடர்ந்து கொள்ள வழிவகுக்கிறது.
- பிடித்த உணவு என்ற உளவியல் ரீதியான தேவையை பேலியோ நிராகரிக்கிறது.
- சத்துகள் உருவாவதற்கு உணவு முக்கியமான பொருளாக இருக்கிற போதும், உடலின் பணிகளைப் புரிந்து கொள்ளாமல் புறக்கணிக்கிறது.
- உடலின் நோய் நீக்கும் ஆற்றலே எல்லா நோய்களையும் குணமாக்குகிறது. அதற்கு துணையாகவே உணவு முறைகளும், மருத்துவ முறைகளும் இருக்கின்றன.
- சர்க்கரைக்கு பதிலாக கொழுப்பை எரித்து குளுகோசை உடல் பெறும் போது உருவாகும் கீட்டோன் ஆபத்தையும், அவசரகால சேமிப்பாக இருக்கும் க்ளைகோஜன் நிலையையும் பற்றி முழுமையான புரிதல் இல்லை. அனுமான முடிவுகள் மட்டுமே முன்வைக்கப்படுகின்றன.
- உலகம் முழுவதும் பேலியோ குறித்த ஆய்வு முடிவுகளையும் பார்த்தோம்.

... இவைகளைத்தான் நாம் இதுவரை விரிவாகப் பார்த்தோம். பேலியோ குழுவினரின் நூல்களின் அடிப்படையிலேயே பேலியோவின் கருத்துகளை இங்கு பயன்படுத்தியிருக்கிறோம்.

பேலியோ குழு துவங்கிய போது இருந்த பல முடிவுகள் கைவிடப் பட்டிருப்பதாகவும், உணவு முறையில் பல மாற்றங்கள் பரிந்துரைக்கப்படுவதாகவும் இப்போது சொல்லப்படுகிறது. ஆனாலும், பேலியோ குறித்துப் பேசும் அடிப்படை நூல்கள் எவ்வித திருத்தமும் இன்றி, அதே கருத்துகளுடன்தான் வந்து கொண்டிருக்கின்றன. எனவே, குழு உரையாடல்கள் - உறுப்பினர்களின் கருத்துகளின் அடிப்படையில் இந்த கட்டுரைகளை அமைத்துக் கொள்ளாமல், நூல்களின் அடிப்படையிலேயே கருத்துகளை விவாதித்துள்ளோம்.

அதே போல, துவக்கத்தில் பேலியோவைப் பின்பற்றிய லட்சக்கணக்கான உறுப்பினர்கள் இப்போது குறைந்திருக்கிறார்கள் என்பதையும் பார்க்க முடிகிறது. பொதுவாக பேலியோ பின்பற்ற வாய்ப்புள்ள பொருளாதார வசதியும், சூழலும் அமையப் பெற்றவர்கள் மேல்தட்டு மக்களும், மேல் நடுத்தர மக்களும்தான். உலகின் பெரும்பான்மை மக்களான ஏழை மக்களுக்கோ, நடுத்தரக் குடும்பங்களுக்கோ உணவுக்காக இவ்வளவு பணத்தை செலவு செய்யும் வாய்ப்பில்லை என்பதால், பேலியோ உழைக்கும் மக்களிடம் சென்று சேரவில்லை. அடித்தட்டு மக்களுக்கும், உடல் உழைப்பாளிகளுக்கும் சென்று சேராத, பின்பற்ற சாத்தியமற்ற எந்த ஒன்றும் உலகில் நிலைபெறாது. மருத்துவங்களின் நிலையும் இதுதான். எந்த மருத்துவம் அனைத்து மக்களின் பின்பற்றுதலுக்கும் வழிவகுக்கிறதோ அதுவே நீடித்ததாகவும், பரவலான பயனளிப்பதாகவும் மாறும்.

உடல் நலம் தேடும் ஆர்வத்தில் நாம் எந்த உணவு முறையை வேண்டுமானாலும் பின்பற்றலாம். ஆனால், அது நமது தனித்தன்மையான உடலுக்கு ஏற்றதா? என்பதை யோசித்து முடிவு செய்ய வேண்டும். பேலியோ போன்ற வேறுபட்ட, புதுமையான உணவுகளைப் பின்பற்றும் முன்பு உடல் குறித்தும், உணவு குறித்தும் ஆழமான புரிதலுள்ளவர்களின் நேரடி ஆலோசனை அவசியம். சில நாட்கள் மட்டுமே பின்பற்றும் உணவுக் கட்டுப்பாடுகளை சோதனை முறையில் செய்து பார்க்கலாம். நீடித்த உணவு முறைகளைப் பின்பற்றுவதில் கூடுதல் கவனம் அவசியம்.

உணவு அறிவில் நம் முன்னோர்கள் பேரறிவு படைத்தவர்கள். வாழ்க்கை முறை பற்றிய புரிதலிலும் தனித்தன்மையானவர்கள். இவற்றை முற்றாகப் புறக்கணித்து விட்டு, முன்வைக்கப்படும் எந்த ஒன்றும் இங்கு நிலைபெறாது.

மரபு வழி வாழ்வியலை முழுமையாக உள்வாங்கிக் கொள்வதும், நவீன உலகில் வாழும் மனிதர்களுக்கேற்றவாறு அவற்றை தற்காலப் படுத்திக் கொண்டு பின்பற்றுவதும் நீடித்த ஆரோக்கியத்திற்கான அடிப்படை வழிகளாகும்.

துணை நூல்கள்

1. பேலியோ டயட், நியாண்டர் செல்வன், கிழக்கு பதிப்பகம், 2016
2. நல்லுணவு நான் சொல்லுவேன், நியாண்டர் செல்வன், மல்லிகை பிரசுரம், 2017
3. பேலியோபுரம், நியாண்டர் செல்வன், ஆரோக்கியம் நல்வாழ்வு, 2018
4. பேலியோ சந்தேக நிவாரணி, ஷங்கர் ஜி, அமேசான் கிண்டில், 2017
5. உணவின் வரலாறு – பா.ராகவன், மதி நிலையம், 2013
6. வயிற்றுக்குச் சோறிடல் வேண்டும், கோ. நம்மாழ்வார், இயல்வாகை பதிப்பகம், 2014
7. உன்னை வெல்வேன் நீரழிவே, சிவராம் ஜெகதீசன், பாரதி புத்தகாலயம், 2016.
8. நலம் நலமறிய ஆவல், பேராசிரியர். நாகூர் ரூமி, பினாகிள் புக்ஸ், 2018
9. உடல் செயலியல், பொன்.விஜயலட்சுமி– கி.வள்ளியம்மை, நியூ செஞ்சுரி புக் ஹவுஸ், 2012,